Des mêmes auteurs

*Ma bible de la fibromyalgie*, 2019.
*Ma bible de la maladie de Lyme*, 2019.
*Ma bible anti-arthrose*, 2018.
*Le grand livre de la fibromyalgie*, 2018.
*Détoxifier son foie sans médicaments*, 2017.
*Soulager l'arthrose sans médicaments*, 2015.




Maquette : Sébastienne Ocampo
Illustrations : Fotolia, Nicolas Trève et Delétraz




Deuxième impression (avril 2019)
10, place des Cinq-Martyrs-du-Lycée-Buffon
75015 Paris – France
ISBN : 979-10-285-1303-0

Dr Yann Rougier
et Marie Borrel

# LE GUIDE DES *antidouleurs* NATURELS

*Mal de tête, aphte, douleurs articulaires, digestives...*
*Les secrets d'un médecin pour moins souffrir sans médicaments*

INCLUS : LES MEILLEURS ALIMENTS POUR VOUS AIDER À AVOIR MOINS MAL

LEDUC.S PRATIQUE

# SOMMAIRE

# INTRODUCTION

Ça tire, ça brûle, ça tape, ça vrille, ça pique, ça pulse… Bref, ça fait mal ! Personne n'est épargné. Aucune vie ne peut se dérouler sans que s'immisce ça ou là cette sensation au mieux désagréable, au pire insupportable. Une migraine, une rage de dents, une douleur articulaire, un mal au dos ou au ventre… La douleur fait partie de notre vie et, même avec la meilleure volonté du monde, nous ne pourrions pas l'éradiquer.

Nous sommes tous nés en poussant un cri dont les pédiatres s'accordent aujourd'hui à penser qu'il révèle la souffrance ressentie par le fœtus au passage des voies maternelles, puis lorsqu'il avale sa première goulée d'air et que ses poumons se déplient. Sommes-nous venus au monde dans la douleur ? C'est probable. Mais nous n'avons aucun souvenir de ce ressenti pénible. Pourtant, il forme la toile de fond sur laquelle résonnent toutes nos douleurs à venir, petites et grandes.

La prise en charge médicale de la douleur est assez récente. Depuis le milieu du XXe siècle, de nouvelles approches thérapeutiques permettent de faire taire la souffrance dans les situations extrêmes, notamment chez les malades en fin de vie. Mais qu'en est-il de nos petites douleurs quotidiennes, celles qui perturbent notre bien-être sans mettre notre vie en danger ? Le plus souvent, nous les gommons à coup d'antalgiques en vente libre (aspirine, paracétamol, ibuprofène...). Cependant, ces médicaments ne sont pas sans danger.

Ils conviennent à une utilisation ponctuelle : une entorse du poignet qui empêche d'écrire pendant quelques jours, un mal aux dents qui ne résistera pas aux soins du dentiste... Mais lorsque la douleur s'amplifie et/ou s'installe, tout change. L'effet des médicaments diminue dès qu'on les prend régulièrement (accoutumance) et il faut sans cesse augmenter les doses au point que l'on ne peut plus s'en passer (dépendance). Sans compter que cet usage au long cours produit des effets secondaires indésirables allant du simple trouble digestif à une toxicité hépatique grave.

Jusque récemment, on trouvait aussi en vente libre, dans les rayonnages des pharmacies, des antalgiques codéinés accessibles sans ordonnance. Dans ces produits, la molécule active (paracétamol notamment) est associée à un dérivé de l'opium (la codéine) afin de rendre le produit plus efficace. Mais le 12 juillet 2017, la ministre de la Santé, Agnès Buzyn, a remisé ces produits dans la catégorie des médicaments disponibles seulement sur ordonnance.

Ceux qui les utilisaient couramment ont crié au scandale : on les privait d'un recours simple et actif. C'est oublier un peu vite que ces produits sont dangereux lorsqu'ils ne sont pas utilisés à bon escient. Or, les autorités ont signalé des intoxications graves à la codéine chez des personnes (surtout des adolescents ou de jeunes adultes) qui absorbaient ces produits en dehors de tout contexte douloureux, juste pour son effet psychotrope. Pour ce faire, ils augmentaient les doses au point que la toxicité du produit rendait cette absorption mortelle.

En France, deux jeunes ont trouvé la mort de cette manière*, ce qui a conduit les autorités de santé à réagir rapidement. Mais aux

* Ce chiffre émane de l'Agence nationale de sécurité du médicament.

États-Unis, au cours de l'année 2016, plusieurs milliers de personnes sont décédées à la suite de ce type d'abus médicamenteux. Cela donne à réfléchir…

Les médicaments antalgiques ont cependant une utilité supplémentaire. Lorsque la douleur est violente et/ou chronique, elle finit par grignoter nos réserves physiques et psychiques. Peu à peu, on se recroqueville, on communique moins avec les autres, on se sent irritable, comme « à fleur de peau »… Les grandes douleurs sont désocialisantes lorsqu'elles durent. Un traitement antalgique ponctuel permet alors de renouer avec soi-même, d'en finir avec l'épuisement physique et psychique. C'est une bouée de sauvetage. Mais en tant que tels, ces traitements doivent rester ponctuels. Il convient donc, lorsque l'on sort du piège douloureux grâce au soulagement qu'ils apportent, de profiter de cette énergie retrouvée pour mettre en place d'autres traitements, non médicamenteux ceux-là, qui prendront le relais à court et moyen terme.

On le voit, le recours aux médicaments antalgiques n'a rien d'anodin. Que faire alors ? Se ruer sur les premiers médicaments venus en méprisant le risque ou, au contraire, supporter stoïquement la souffrance ? La réponse se situe entre les deux. La douleur est, avant tout, un message qu'il s'agit d'entendre. Elle signale que « quelque chose » ne va pas dans l'organisme, qu'il s'agisse d'une simple écharde plantée dans le doigt, d'une inflammation gastrique ou d'un disque vertébral déplacé. Remarquons au passage que l'intensité de la douleur n'est pas corrélée à la gravité de l'atteinte, mais qu'elle l'est certainement à l'urgence que nous ressentons de la dissiper.

Il convient donc d'entendre le message avant de faire taire la douleur, faute de quoi le problème pourrait continuer à se développer en silence. Mais pour cela, encore faut-il que son origine soit claire, de manière à pouvoir agir sur cette cause : extraire l'écharde, soulager l'inflammation, remettre le disque vertébral à sa place… Prenez un banal mal aux dents : il signale le plus souvent qu'une carie grignote la dentine et s'approche de la chambre pulpaire abritant le nerf. Un antalgique peut effacer la sensation douloureuse, mais cela n'empêchera pas la carie de continuer son bonhomme de chemin. Attention donc à ne pas mettre la charrue avant les bœufs !

Résumons : une fois la cause première identifiée et prise en charge, il n'est plus nécessaire de souffrir. Le message a été entendu et l'on peut agir. Intervient alors la deuxième étape : trouver un traitement antalgique adapté à la situation. Et le choix est vaste ! Au-delà des médicaments, que l'on peut réserver aux moments d'urgence ou aux très fortes douleurs, la médecine traditionnelle regorge de produits et de techniques efficaces et sans danger. Les plantes sont au rendez-vous, bien sûr, ainsi que les huiles essentielles qui en sont extraites. Mais elles sont loin d'être les seuls recours. Des produits de base, comme l'argile ou le bicarbonate, savent juguler certaines douleurs. Les corrections alimentaires sont efficaces sur les douleurs inflammatoires récurrentes.

Ajoutons à cela les outils issus des neurosciences appliquées. Cette nouvelle discipline scientifique (voir plus loin, p. 23) a permis de mieux comprendre les mécanismes infiniment complexes de la douleur et de notre arsenal antalgique endogène. L'application pratique des découvertes découlant des neurosciences a braqué les projecteurs sur un ensemble de gestes quotidiens simples (exercices respiratoires, techniques antistress, gestion émotionnelle, yoga, massages…) qui ont fait la preuve de leur efficacité grâce aux procédés de plus en plus performants de l'imagerie cérébrale.

Ce vaste arsenal naturel offre ainsi de quoi soulager d'innombrables douleurs, petites et grandes, ponctuelles ou durables, sans faire courir le moindre risque à l'organisme. Avouez qu'il serait dommage de s'en priver !

CHAPITRE 1

# LES CHEMINS DE LA DOULEUR

La douleur est un « ennemi » à plusieurs visages. Or, on ne combat efficacement que ce que l'on connaît. Force est donc de faire plus ample connaissance avec ce phénomène kaléidoscopique. Il existe plusieurs types de douleurs : les douleurs externes dues à une agression au niveau des tissus ; les douleurs internes consécutives à une lésion ou à un dysfonctionnement organique ; les douleurs à forte composante psychologique ; les douleurs dénuées d'une origine physiologique décelable ; les douleurs fantômes...

## EXTERNE OU INTERNE ?

On peut pourtant les classer en deux grandes catégories. Les douleurs les plus courantes sont provoquées par des facteurs externes. Elles sont dues à une activation des récepteurs cutanés. Notre peau n'est pas seulement un papier cadeau, un emballage qui nous protège contre les agressions extérieures. Elle constitue aussi une interface majeure entre notre monde intérieur et celui qui nous entoure.

Elle renferme des milliers de capteurs qui nous permettent de sentir le chaud et le froid, le sec et l'humide, le rugueux et le doux, le ferme et le mou… C'est également grâce à ces récepteurs que nous ressentons certaines douleurs, comme celle qui nous saisit lorsque nous posons par mégarde la main sur la semelle brûlante d'un fer à repasser. Avec un but très clair : c'est cette sensation douloureuse qui nous incite à retirer violemment notre main pour échapper au danger.

Ce type de douleur concerne au premier chef les altérations cutanées superficielles (égratignure, coupure…), mais aussi celles qui se déroulent dans les couches plus profondes de la peau, comme les bosses et les ecchymoses. Les brûlures provoquent une douleur du même ordre, même si selon leur degré de gravité, elles touchent seulement la surface de la peau ou s'immiscent dans ses strates profondes.

Deuxième catégorie : les douleurs d'origine interne. Elles sont révélatrices d'une lésion organique, d'une inflammation tissulaire profonde, d'un dysfonctionnement articulaire… Disons-le tout de suite : les organes eux-mêmes sont indolores. Le message douloureux est émis par les tissus environnants qui sont, eux, richement innervés. De fait, en temps normal, nous ne sentons pas nos organes internes. Certes, nous avons conscience des battements de notre cœur ou du gonflement de nos poumons, mais nous ne percevons pas nos reins, notre foie, notre rate, notre pancréas… Au point que nous avons du mal à les situer exactement.

Il faut que l'atteinte soit très intense pour que nous percevions la douleur d'un organe : un ulcère perfore l'estomac ; la paroi du cœur commence à s'altérer par manque d'oxygène… Mais même dans ce cas, ce n'est pas toujours au niveau de l'organe lui-même que nous la ressentons. L'infarctus provoque une douleur dans la poitrine, au poignet ou sur la face interne du bras gauche. En cas de caillou dans la vésicule biliaire, c'est dans le dos que la souffrance se fait souvent sentir.

**DES DOULEURS... INCLASSABLES !**

Elles constituent une troisième catégorie. Ce sont les douleurs ressenties au niveau d'un membre qui a été amputé, ou dans certaines maladies comme la fibromyalgie. Dans ce cas, il n'y a pas de stimulus à l'origine de la douleur, ni interne ni externe.
La sensation procède d'un dysfonctionnement du système nerveux, qui transmet une douleur dénuée de sens. Celle-ci existe alors par elle-même et pour elle-même, sans transmettre aucun message qui permettrait d'agir à sa source. Ces douleurs sont plus difficiles à éradiquer. Heureusement, elles sont beaucoup plus rares.

## UNE IMPULSION, DES MILLIARDS DE NEURONES...

Dans tous les cas, la douleur emprunte pourtant les mêmes chemins. Ceux-ci sont très complexes, mais ils suivent peu ou prou le même schéma. En voici un aperçu simplifié. Une fois activés, les récepteurs internes et externes envoient une impulsion électrique le long des nerfs. Cette information rejoint la moelle épinière, puis le faisceau spino-thalamique et enfin le thalamus, grande gare de triage des messages nerveux. Là, la douleur est « colorée » par la tonalité des souffrances précédentes et par les émotions qui l'accompagnent (voir plus loin, p. 52). C'est là que « la douleur » devient « votre douleur ». Dernière étape : le message parvient au cortex cérébral où il est décrypté. Aïe ! Le tout n'a duré que quelques millièmes de secondes.

Ce trajet schématique est modulé par des systèmes annexes. D'abord, nous disposons d'un dispositif très complexe, le *gate-control* (en français « gare de péage »), capable de moduler l'intensité du message en laissant passer certaines informations et en en détournant d'autres. Il intervient surtout dans les douleurs chroniques.

Les recherches en neurosciences ont permis, au cours des dernières décennies, d'affiner ce tableau resté assez vague pendant des siècles. Elles ont ainsi mis en lumière l'existence de deux « voies » à l'intérieur du corps : l'une ascendante, l'autre descendante. La première permet d'acheminer le message « douleur » depuis le lieu de sa naissance (la stimulation externe ou interne) jusqu'au cerveau qui va déclencher le message douloureux proprement dit. La seconde part du cerveau et descend le long des voies nerveuses afin d'atténuer la puissance du message, voire de l'inhiber. Ce « système inhibiteur » peut être activé automatiquement, mais aussi volontairement. En clair : certaines pratiques comme la respiration, la relaxation, le yoga… activent ce mécanisme (images cérébrales à l'appui !), ce qui fait baisser l'intensité de la douleur. Nous y reviendrons.

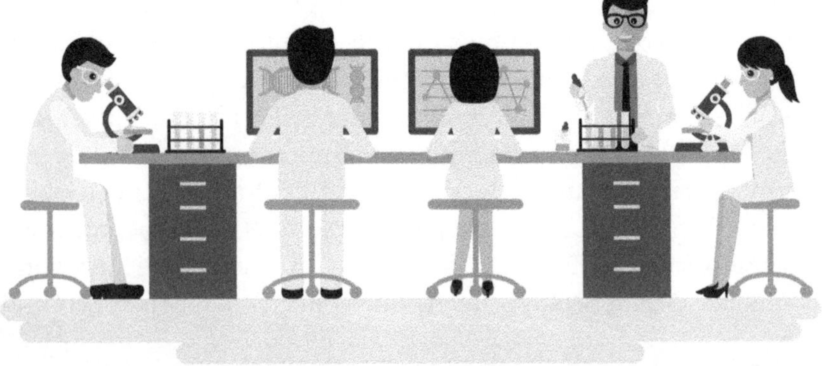

**PRÉCIEUX NEUROTRANSMETTEURS**

Les impulsions électriques voyagent dans le système nerveux et le cerveau avec le concours de ces substances chimiques qui permettent leur passage entre les neurones. Les neurotransmetteurs sont produits par l'organisme. Ils servent de « véhicule » aux informations qui circulent dans le cerveau. Chaque neurotransmetteur permet la circulation d'un type d'information : certains, comme l'acétylcholine, favorisent l'acheminement des messages douloureux, alors que d'autres, comme les endorphines, les freinent et les atténuent.

Tout ce qui peut conduire l'organisme à produire davantage des secondes que des premières, contribue à atténuer la douleur. Une meilleure gestion du stress et des émotions négatives, notamment, permet d'améliorer l'efficacité de ces antidouleurs endogènes.

Une fois encore, de nombreux outils antidouleur sont capables d'agir sur la production de ces neurotransmetteurs, dans un sens comme dans l'autre. Heureusement, on sait aujourd'hui lesquels choisir et comment les pratiquer afin d'augmenter la production des neurotransmetteurs qui freinent l'acheminement des messages douloureux et atténuent leur intensité.

## DOULEUR PONCTUELLE OU DOULEUR CHRONIQUE ?

Chronique ou ponctuelle ? C'est une question particulièrement importante, autant en ce qui concerne la compréhension de la douleur que les stratégies à mettre en œuvre pour la soulager. Ainsi, la douleur provoquée par une brûlure ou une ecchymose est appelée à se dissiper spontanément, au fur et à mesure que les tissus lésés se cicatrisent. Les soins, qui visent à « accompagner » et à favoriser cette récupération, peuvent donc rester, eux aussi, ponctuels.

La situation est différente quand la douleur devient chronique, soit que son origine ne puisse être corrigée (comme dans certaines douleurs articulaires inflammatoires), soit que la douleur se soit inscrite au point de persister après que sa cause a été soignée. La prise en charge de la souffrance doit alors être plus globale. En plus des soins antalgiques ponctuels, certaines modifications de l'hygiène de vie (alimentation, activité physique...), la pratique d'exercices antistress (respiration, relaxation...) et une meilleure gestion des émotions permettent de mieux supporter la douleur, d'en limiter l'ampleur et de diminuer la fréquence des poussées.

Dans ce cas, il faut agir sur plusieurs niveaux en même temps, même en dehors des poussées douloureuses, en mettant en place des habitudes quotidiennes mieux adaptées à la situation, y compris dans des domaines qui n'ont pas une relation directe avec la douleur. Un exemple : on sait à quel point la douleur chronique, peut transformer une vie, voire la faire glisser progressivement vers une simple « survie ». Elle crée de nombreuses perturbations, notamment au niveau du sommeil. Or, le sommeil a une forte dimension de réparation neuro-physio-biologique. Un bon sommeil est donc essentiel dans la lutte contre les douleurs chroniques*.

Une autre question intrigue les chercheurs : pourquoi certaines douleurs peuvent devenir chroniques chez les uns et céder rapidement chez les autres ? La réponse est à chercher dans les méandres de notre cerveau. Une étude, réalisée par une chercheuse en neurosciences** de l'Université Northwestern à Chicago, Vania Apkarian, montre clairement des différences dans les voies de circulation de l'information entre les différentes zones du cerveau impliquées dans la douleur, scanners à l'appui. Ce qui fait dire à la chercheuse que l'on pourrait aujourd'hui, en observant le cerveau des patients, savoir lesquels vont développer une douleur chronique, et lesquels vont voir leur souffrance s'atténuer puis disparaître dans un temps raisonnable.

Cette « prédiction », qui n'existe aujourd'hui qu'à titre expérimental, serait difficile et onéreuse à mettre en place. Elle serait pourtant utile afin que les personnes concernées puissent se « préparer » mentalement et émotionnellement à la souffrance. Car on sait à présent à quel point l'équilibre mental et psycho-émotionnel module la perception de la douleur. Mais n'allons pas trop vite…

---

* Il serait trop long d'aborder ici les problèmes de sommeil et les multiples manières de le restaurer. Mais vous trouverez des infos pratiques et des explications dans le livre : *Dormir (enfin !) sans médicaments,* de Marie Borrel et Philippe Maslo, paru aux Éditions Leduc.s en 2016.

** Vous trouverez dans le chapitre 2 (p. 23) des explications plus poussées et fournies sur les neurosciences et le rôle central qu'elles jouent dans la prise en charge de la douleur

## *Témoignage*

### JACQUES, 46 ANS : « J'AI RÉAPPRIS À DORMIR ET MA DOULEUR A COMMENCÉ À REFLUER »

« Je souffre de polyarthrite chronique depuis plus de quinze ans. La douleur est quasi permanente. C'est très usant. J'ai fini par perdre l'appétit et le sommeil, sans compter une déprime contre laquelle je n'avais pas la force de lutter. J'ai consulté différents médecins, sans grand résultat. Jusqu'à ce que je rencontre un sophrologue. Un ami dentiste m'avait parlé de l'efficacité de cette technique qu'il utilisait pour éviter l'anesthésie dans les interventions légères. À ma grande surprise, ce thérapeute m'a dit que nous allions d'abord travailler sur mon sommeil. Il est vrai que j'étais dans un état d'épuisement intense, je ne dormais que deux ou trois heures par nuit même lorsque la douleur ne me réveillait pas. Il m'a expliqué qu'il fallait d'abord que je retrouve mon énergie physique et psychique, avant de penser à lutter contre la douleur. En deux semaines, mon sommeil s'est rétabli et j'ai retrouvé un tonus dont j'avais oublié l'existence. Je parvenais mieux à gérer ma douleur. J'avais moins mal. Ensuite, nous avons pu travailler directement sur ma souffrance et ma manière de la vivre. Ce travail m'a vraiment changé la vie. Même si la maladie est toujours là, elle ne domine plus ma vie ! »

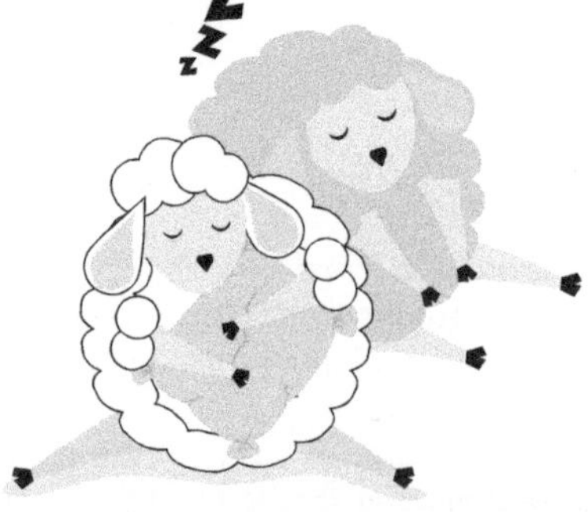

## MA DOULEUR, LA TIENNE, LA SIENNE…

C'est donc le cerveau qui déclenche les dispositifs de modulation de la douleur, sous l'influence de facteurs extérieurs à la sensation elle-même : le stress, l'angoisse, la peur… C'est ce qui explique que nous soyons inégaux devant la douleur, mais aussi que nous puissions lutter avec des outils antistress tels que la relaxation ou la respiration.

La douleur est toujours un phénomène multifactoriel impliquant à la fois le corps, les pensées et les émotions. Dans certains cas, elle possède aussi une dimension sociale dès lors qu'à son origine, on trouve des éléments professionnels (pénibilité du travail) ou une usure nerveuse liée au milieu dans lequel on vit et/ou travaille.

Une même souffrance peut être vécue différemment selon les individus. Prenons l'exemple d'une forte migraine. Une personne dont l'un des parents a subi un accident vasculaire cérébral ressentira une inquiétude qui amplifiera la sensation pénible. Nous présentons tous une sensibilité particulière à certaines douleurs qui nous sont insupportables en raison de notre vécu antérieur.

Dans tous les cas, chacun met sur sa propre souffrance des mots qui n'ont de sens que pour lui. Il est extrêmement difficile de décrire une douleur, et même de donner une idée précise de son intensité. D'autant que nous possédons tous un « seuil de résistance », un niveau à partir duquel la sensation douloureuse sera vécue comme insupportable. Revenons à notre banale migraine : celui-ci la subira sans trop de problème, alors que celui-là sera incapable de mener à bien ses tâches quotidiennes lorsque son front ou ses tempes sont le siège d'une douleur brûlante et pulsante.

Vous le voyez, la douleur est un phénomène très intime, difficile à partager. Raison de plus pour essayer de la prendre en charge soi-même. Mais cela demande quelques précautions.

**À CHAQUE SOCIÉTÉ SA DOULEUR...**

La douleur possède aussi une dimension sociale. Dans certaines régions du monde, elle recèle une dimension rituelle et initiatique qui permet de la transcender. En Malaisie, par exemple, à l'occasion de certaines fêtes religieuses, les Tamouls s'infligent des souffrances qui nous semblent difficilement supportables. En Afrique, la douleur constitue un passage obligé dans les rituels qui font passer les jeunes garçons de l'enfance à l'âge adulte. Dans la Bible, elle s'explique comme une conséquence du péché originel. Dans tous les cas, le fait de lui donner un sens permet de mieux la supporter.

## PLUSIEURS QUESTIONS POUR CHAQUE DOULEUR

Au point où vous en êtes de votre lecture, vous avez acquis certaines notions importantes : la douleur implique le système nerveux dans son ensemble, cerveau compris ; elle résulte de messages ascendants (du corps vers le cerveau) et descendants (du cerveau vers le corps), ces derniers étant capables d'atténuer voire inhiber la souffrance ; des neurotransmetteurs sont impliqués dans la sensation douloureuse ; l'expression de la douleur est intime et personnelle.

Que tirer de cette petite synthèse ? Une idée directrice : les mécanismes de la douleur étant complexes et impliquant à la fois le physique, le mental et l'émotionnel, il vaut mieux agir simultanément à plusieurs niveaux afin que les stratégies mises en place soient synergiques. Bien sûr, c'est surtout valable pour les douleurs intenses, récurrentes ou durables. Un banal mal de dents peut se satisfaire d'un soin local (huile essentielle de clou de girofle, par exemple) et éventuellement d'un comprimé d'antalgique. Mais cela, tout le monde le sait ! Le problème de la douleur se pose vraiment lorsque ces conduites évidentes pour tout le monde ne sont plus suffisantes. Cependant, les gestes antidouleur globaux (relaxation, respiration, alimentation...) ont un rôle à jouer même chez ceux qui ne souffrent pas de douleur chronique : leur seuil de résistance aux petites douleurs du quotidien s'en trouvera modifié et ils les supporteront d'autant mieux.

Cependant, avant d'agir, il faut toujours vérifier que la douleur ne cache pas une maladie sous-jacente qui risquerait de se développer tranquillement à la faveur des médicaments qui font taire le message douloureux. Il importe de toujours se poser certaines questions afin d'en cerner le degré de gravité et d'agir en urgence lorsque c'est nécessaire. En cas de brûlure ou d'entorse, pas de souci. L'origine de la douleur est claire et localisée. Mais il n'en est pas de même de nombreuses douleurs courantes du quotidien. Un mal de gorge, par exemple, peut signaler une simple irritation ou une infection sérieuse (une angine par exemple). C'est pourquoi, avant de mettre en place des soins antidouleur, il vaut mieux se poser certaines questions :

- La douleur est-elle apparue brutalement ou progressivement ?
- Est-elle récurrente ?
- Est-elle associée à de la fièvre ?
- D'autres symptômes sont-ils apparus en même temps : nausées, constipation, rhinite, altérations sensorielles (vue, ouïe...), œdèmes, éruptions cutanées... ?

Tant que la douleur est franche, qu'elle est apparue d'un coup et qu'elle n'est associée ni à de la fièvre ni à d'autres symptômes, pas de problème. Vous pouvez agir vous-même. Vous pouvez le faire aussi si vous souffrez de douleurs chroniques ou récurrentes (rhumatismes, migraine...) dont l'origine a été confirmée précédemment. Mais si vous avez le moindre doute, n'hésitez pas à consulter. Mieux vaut être rassuré « pour rien » que laisser traîner une douleur qui cache un trouble plus sérieux.

Dans tous les cas, une fois ces facteurs clairement établis, vous pourrez choisir ce qui vous convient parmi les nombreux traitements naturels qui vous apporteront au minimum un soulagement bienvenu, et au mieux une éradication de la douleur.

Votre panoplie naturelle est prête ? Alors en route pour « votre » périple antidouleur. Il vous conduira à coup sûr vers des contrées de soulagement durable...

CHAPITRE 2

# DOULEURS ET NEUROSCIENCES

Vous le savez à présent : le cerveau et le système nerveux sont étroitement impliqués dans les messages douloureux, quelle que soit l'origine de la souffrance, qu'elle soit clairement identifiée ou pas. Comment s'étonner, alors, que les neurosciences s'y soient intéressées de près ? Depuis une trentaine d'années, des pas de géant ont été effectués dans la compréhension des mécanismes de la douleur, mais aussi dans la mise au point d'outils thérapeutique simples et efficaces. Tout cela grâce aux chercheurs en neurosciences !

## LES NEUROSCIENCES : C'EST QUOI ?

Avant toute chose, essayons de comprendre ce que recouvre le terme « neurosciences », souvent utilisé dans le langage courant mais rarement bien compris. Ce terme est apparu à la fin des années 1960. Il désignait à l'origine l'étude du système nerveux central à travers son activité bioélectrique (les signaux que l'on repère sur les tracés d'un électroencéphalogramme). D'abord marginal, il a été officialisé après les travaux de deux prix Nobel, David Hubel et Torsten Wiesel*. Depuis, le terme a fait florès.

Vous avez certainement déjà remarqué que l'on emploie ce terme au pluriel (les neurosciences), alors que les autres disciplines scientifiques se déclinent au singulier (la neurologie, la rhumatologie, la gastro-entérologie, voire la génétique ou la chimie moléculaire). C'est que les neurosciences constituent un carrefour où se rejoignent différentes « matières » de recherche. Elles impliquent que des chercheurs issus de cursus différents travaillent ensemble et collaborent à un projet commun : percer les mystères de notre système nerveux central. Celui-ci comprend le contenu de notre boîte crânienne (l'encéphale), notre moelle épinière (une « autoroute » où circulent les informations nerveuses avant de se diffuser dans l'ensemble du corps), notre système nerveux autonome (celui qui gère nos activités inconscientes comme la respiration ou la digestion) et nos organes sensoriels.

Ainsi, les neurosciences regroupent des approches aussi différentes que la neurologie, la neuroanatomie, la neurophysiologie, la neuroradiologie, la psychobiologie, la neuropsychiatrie… Voire la psychologie et les sciences cognitives. Au sein des neurosciences, toutes ces disciplines se croisent, s'influencent et se complètent. A émergé de ce carrefour inédit un ensemble d'applications pratiques que l'on réunit sous le nom de « neurosciences appliquées ».

* Ils ont obtenu le prix Nobel de médecine en 1981 pour leurs découvertes concernant le traitement de l'information dans le système visuel, prix Nobel partagé avec Roger Sperry pour ses travaux sur le rôle des hémisphères cérébraux.

**À L'INTÉRIEUR D'UN CRÂNE**

Le développement des neurosciences doit beaucoup aux techniques d'imagerie médicale de plus en plus sophistiquées dont certaines permettent de voir le cerveau « en activité ». Pet Scan, scintigraphie, IRM… ont considérablement fait avancer la compréhension du fonctionnement cérébral, mais aussi l'efficacité des techniques antidouleur issues des neurosciences appliquées.

Prenez l'exemple d'une respiration ou d'une relaxation. En observant le cerveau de la personne pendant qu'elle l'effectue, il est possible de visualiser « en direct » les zones du cerveau qui s'animent et la manière dont elles le font. Les spécialistes peuvent ainsi évaluer l'efficacité de l'exercice *in vivo*.

## QUELQUES ÉTUDES PARMI D'AUTRES…

Pour vous donner une idée de l'impact des neurosciences sur la compréhension et la prise en charge de la douleur, le plus simple est de vous présenter quelques études (parmi beaucoup d'autres !).

En 2016, une étude a été publiée dans le *Journal of pain**. Elle portait sur des patients atteints de syndrome douloureux régional complexe (SDRC). Cette appellation désigne un ensemble de douleurs intenses qui persistent très longtemps après un traumatisme bénin. L'auteur de l'étude, Jaako Hotta, avec le concours d'autres chercheurs finlandais, a comparé les réseaux d'activation neuronale de vingt-six patients, pour moitié atteints de ce syndrome douloureux et

* En français : « Journal de la douleur ».

pour moitié sains. Ces personnes ont regardé des vidéos représentant des individus faisant des gestes douloureux pour les personnes atteintes, et non douloureux pour les autres (par exemple serrer fortement une balle de caoutchouc dans la main), pendant que les chercheurs observaient leur activité cérébrale. Résultats : le cerveau des premiers montrait une activation anormale dans les régions cérébrales qui gèrent le traitement de l'information douloureuse. Comme si la douleur ressentie était « inscrite » dans leur cerveau et n'avait pas besoin de stimulus pour se réveiller. Comme si « les malades avaient mal pour rien ». Ce qui ne signifie en rien que leur douleur est imaginaire. Elle est bien réelle ! Mais elle est déconnectée de la réalité du corps.

Ce type d'étude permet de mieux comprendre la douleur, afin d'y apporter des réponses plus appropriées. Dans le cas présent, la recherche s'oriente vers l'expérimentation de gestes thérapeutiques destinés à « effacer » la trace traumatique laissée par la douleur initiale et qui se réactive au simple spectacle d'un geste banal pour n'importe qui, mais étiqueté « douloureux » par les personnes souffrant de SDRC.

Ces nouvelles pistes sont parfois étonnantes. Ainsi, une étude britannique publiée en 2011 dans la revue *Psychological Science*, montre qu'il suffit de focaliser son regard et son attention sur une région douloureuse pour que la sensation diminue. Le Pr Patrick Haggard et son équipe, de l'University College de Londres, ont mis en lumière cette étonnante capacité grâce à un protocole un peu trop complexe pour être exposé ici. Mais leur conclusion est claire : « Cette expérience montre la grande plasticité de la manière dont le cerveau se représente la douleur. » Comme si une simple stimulation sensorielle (la vision) arrivait à modifier la perception douloureuse. Voilà une petite astuce que chacun peut essayer à l'occasion d'une douleur ponctuelle comme un bleu, une entorse ou une prise de sang. C'est plus difficile lorsque l'on souffre de migraine ou de mal aux dents !

Les neurosciences ont également permis de mieux comprendre le fonctionnement de méthodes thérapeutiques largement utilisées, comme la sophrologie ou l'hypnose médicale, mais dont le fonctionnement est encore mal expliqué. Au centre hospitalier universitaire de Liège, en Belgique, le Dr Marie-Elisabeth Faymonville opère régulièrement des patients sous hypnose, sans aucune anesthésie médicamenteuse sauf lorsque la personne souffre en cours d'intervention. Plusieurs milliers de patients ont été traités, et le recours à l'anesthésie classique n'a été nécessaire que dans une vingtaine de cas.

Une fois encore, c'est l'observation de l'activité cérébrale, en temps réel, qui fournit une explication à ce phénomène. Les patients ont été anesthésiés grâce à une modification de leur activité cérébrale induite par l'hypnose : une focalisation mentale sur un élément autre que la douleur, dans un état de conscience modifié. Cela a suffi pour transformer, dans leur cerveau, les circuits d'activation et d'inhibition de la douleur au point de la faire totalement disparaître.

Cette étude montre à quel point la sensation douloureuse peut être affectée, dans un sens comme dans l'autre, par l'activité cérébrale : nos pensées conscientes, mais aussi notre état de tension nerveuse (niveau de stress) et nos émotions. Car tout cela s'inscrit dans notre cerveau sous forme de circuits neuronaux activés et de neurotransmetteurs circulants. Tout l'objet des neurosciences appliquées est de fournir des outils simples, faciles à intégrer dans la vie quotidienne, permettant d'orienter l'activité cérébrale vers ce qui inhibe la douleur.

**LES EFFETS DU SPORT, SANS BOUGER LE PETIT DOIGT !**

Cette étude n'est pas directement liée avec la douleur, mais elle montre à quel point le contrôle de nos pensées et la gestion de nos émotions ont un impact direct et mesurable sur notre organisme. L'histoire se passe à la Clinic Foundation de Cleveland, dans l'Ohio. Le Dr Guang Yue a soumis vingt-quatre personnes à une expérience étonnante. Pendant trois mois, à raison d'un quart d'heure cinq fois par semaine, il a invité un groupe de personnes à « imaginer » qu'elles contractaient le muscle abducteur de leur auriculaire. Un autre échantillon de participants ne se livrait pas à l'exercice mental, mais était placé dans les mêmes conditions (environnement, posture, respiration...). Une observation, en temps réel, des personnes des deux groupes a montré que chez ceux qui pratiquaient l'exercice mental, la force musculaire de leur petit doigt a augmenté de 35 %. Les images ont montré que les circuits neuronaux stimulés par la pensée étaient les mêmes que ceux impliqués dans le mouvement. CQFD !

## UN SYSTÈME PARTICULIÈREMENT IMPLIQUÉ

Les neurosciences ont ainsi permis de constater que tout notre fonctionnement corporel est placé sous le contrôle du cerveau et du système nerveux. Rien, dans notre corps, n'échappe complètement à leur influence. Et la douleur est parmi les manifestations les plus directement concernées.

Nous subissons tous une pression nerveuse contre laquelle certains se défendent mieux que d'autres. C'est une question de caractère, de comportement quotidien, mais aussi de stratégies mises en place pour ne pas se laisser dévorer par la tension. Celle-ci s'accompagne très souvent de pressions émotionnelles mal gérées. Ce couple stress/émotions ne suffit pas à expliquer toutes les douleurs. Mais il constitue toujours un levier sur lequel il est facile d'agir pour atténuer le phénomène douloureux, voire le faire taire ! En prime, sa régulation rend tous les autres traitements plus efficaces.

Lorsque votre système nerveux souffre, c'est votre corps tout entier qui pleure. La douleur peut être vue comme « les larmes » de votre système nerveux éprouvé par les circonstances. Entendons-nous bien : il est normal d'avoir des soucis, des problèmes, des contrariétés… Toutes les vies sont jalonnées d'aléas qui sollicitent le système nerveux. Ce qui n'est pas normal, c'est que ce système s'épuise. La douleur exprime ainsi un « mal-être cellulaire ». Celui-ci peut être simple et facilement détectable dans le cas d'une entorse ou d'une brûlure. Il l'est déjà moins lorsqu'il s'agit d'une gastrite ou d'une migraine. Il l'est beaucoup moins encore lorsque l'on aborde des maladies aux origines et aux expressions multiples comme la fibromyalgie. Mais dans tous les cas, il faut entendre le « mal-être cellulaire » et essayer de le gérer.

Les outils antidouleur issus des neurosciences appliquées visent en priorité à rééquilibrer le système nerveux autonome. Cette partie de notre système nerveux gère toutes nos fonctions organiques inconscientes : la digestion, le sommeil, les battements cardiaques, la respiration… Pour cela, elle s'appuie sur deux branches parallèles. La branche sympathique (ou orthosympathique) fonctionne comme un accélérateur : elle stimule déclenche, active… La branche parasympathique joue le rôle du frein : elle apaise, ralentit, désactive… L'orage hormonal provoqué par les situations de stress active l'accélérateur, au détriment du frein. Cette surstimulation intensifie à la fois l'inflammation et la sensation douloureuse elle-même.

Le but des techniques antidouleur issues des neurosciences appliquées est donc simple : rééquilibrer ces deux branches complémentaires en apaisant l'orthosympathique et en stimulant le parasympathique. C'est ce que font les exercices respiratoires, les relaxations, les pratiques de gestion des émotions… Pratiqués régulièrement, ils font rapidement cesser la surstimulation sympathique, ce qui a un premier effet : laisser le « frein » remplir son rôle. La détente nerveuse s'installe, ce qui se manifeste par une modification des sécrétions hormonales (voir encadré ci-dessous).

Cela ouvre la voie à de très nombreux gestes pratiques : des exercices de respiration (voir p. 38)…, et de gestion des émotions (voir p. 52) ; des conseils nutritionnels (voir p. 59)… C'est ensemble que ces outils donneront la pleine mesure de leur efficacité, grâce à la synergie qui potentialisera leurs effets. Et, en prime, sur la base de ce système nerveux rééquilibré, même les petites douleurs courantes seront plus supportables et les gestes locaux destinés à les atténuer seront plus efficaces.

**ADRÉNALINE OU SÉROTONINE ?**

En rééquilibrant le système nerveux autonome, les techniques issues des neurosciences appliquées entraînent des variations des sécrétions neuro-hormonales dans le cerveau. Schématiquement, les neurotransmetteurs porteurs de messages dynamiques (cortisol, adrénaline…) diminuent et ceux qui diffusent une information apaisante (sérotonine, dopamine…) augmentent. Ces modifications traduisent biologiquement le rééquilibrage nerveux. Dans le même temps, elles ancrent ce dernier dans une réalité corporelle capable de durer dans le temps.

## LA GRANDE RÈGLE DES NEUROSCIENCES APPLIQUÉES

Vous l'avez compris : les neurosciences constituent un champ de recherche et d'activité très vaste qui dépasse largement le cadre de la douleur. Comment, alors, s'y retrouver dans ce paysage novateur ? Où trouver une « carte » permettant de tracer son chemin et d'avancer vers la résolution de ses problèmes (douloureux, en l'occurrence) ? Il existe pour cela un outil efficace : la règle des neurosciences appliquées.

Cette règle de base, validée par la communauté scientifique internationale, repose sur une constatation : tout ce qui est humain et vivant, depuis la plus petite de nos cellules jusqu'à l'extraordinaire édifice qu'est notre corps (lequel réunit quelque cent mille milliards de cellules, rappelons-le), *respire*, *se nourrit*, *se défend et élimine ses déchets*, *pense*, *ressent des émotions*. Ce sont les « 5 facteurs du Vivant ». Ils constituent une boussole dès lors que l'on s'intéresse aux outils des neurosciences appliquées.

Quelques grommellements se font entendre ici et là : « Comment une simple cellule pourrait-elle penser et ressentir des émotions ? C'est n'importe quoi ! » Pas si vite… Chaque cellule échange des informations avec ses semblables via des messagers hormonaux. On peut donc dire qu'elle pense et qu'elle communique. De même, chaque cellule reçoit, toujours via des hormones, des informations liées aux émotions que l'on ressent et à la manière dont on y fait face. À son niveau, elle ressent donc nos émotions.

C'est l'ensemble de ces 5 facteurs qu'il faut rééquilibrer si l'on veut sortir du piège de la douleur. Cela se fait via un ensemble de gestes quotidiens qui sollicitent, chacun, une de ces sphères d'activité.

Par exemple :

- **Mieux respirer :** pour l'élimination des déchets gazeux, l'alimentation des cellules en oxygène, la relaxation…
- **Mieux manger :** pour éviter l'excès d'acidité qui amplifie les douleurs, fournir au système nerveux et au cerveau tout ce dont ils ont besoin…
- **Mieux se relaxer :** pour apaiser le système nerveux autonome et le rééquilibrer, pour favoriser les « bons » neurotransmetteurs…
- **Mieux bouger :** pour favoriser une bonne élimination des déchets, stimuler la production de neurotransmetteurs antalgiques…

Sur cette base, tous les gestes ponctuels et naturels que vous mettrez en place auront une efficacité maximale (plantes, chaleur, froid, argile…). Bien sûr, une écharde dans le doigt ou une ampoule au pied après un footing ne demandent pas immédiatement un rééquilibrage de ce genre. Mais il est indispensable dès que l'on est en proie à des douleurs intenses et/ou durables, voire chroniques. Même ceux qui ne souffrent pas au quotidien peuvent en tirer bénéfice car le rééquilibrage du système nerveux autonome contribue à modifier le seuil de tolérance à la douleur. De quoi rendre plus supportables même les petites douleurs banales du quotidien. Sans compter la répercussion positive de ce rééquilibrage sur l'harmonie métabolique. Sur la santé en général, donc !

Les techniques d'imagerie utilisées par les neuroscientifiques nous ont montré une chose très importante : elles permettent de visualiser, au centre de notre cerveau (dans sa partie dite limbique ou émotionnelle) ce qui est en joie et ce qui est en souffrance. On peut clairement observer les zones activées par la peur, la colère, la jalousie… Et au milieu, une sorte de noyau central s'anime lorsque la joie nous saisit. C'est ce qui a permis de mettre en lumière les relations étroites entre les douleurs intenses et/ou chroniques et le fonctionnement des pensées et des émotions.

C'est l'un des apports majeurs des neurosciences appliquées : il est beaucoup plus facile d'agir consciemment sur ses pensées que sur ses émotions. Les premières sont assez faciles à maîtriser, alors que les secondes ont une fâcheuse tendance à nous envahir et à nous submerger. Et pourtant, les deux peuvent conduire au même but : « gonfler » le noyau central qui s'anime sous l'effet de la joie, afin de faire régresser les régions alentour stimulées par les émotions et les pensées négatives.

*Témoignage*

**ALINE, 33 ANS : « J'AI UNE NOUVELLE VIE, PLUS JOYEUSE ET MOINS DOULOUREUSE QUE LA PRÉCÉDENTE ! »**

« Je souffre depuis dix ans de douleurs abdominales parfois intenses. Mon médecin a diagnostiqué un « syndrome de l'intestin irritable ». On disait autrefois « colite ». Mes troubles sont devenus supportables depuis que j'ai mis en place un programme quotidien qui associe des activités et des conseils dans des domaines très différents. Au début, j'étais sceptique. Mais quand on souffre, on essaie même ce en quoi on ne croit pas, au cas où...

J'ai donc appris à manger différemment pour respecter mon intestin. J'ai fait un travail sur mes émotions cachées, enfouies, afin de les regarder en face. J'ai repris une activité physique régulière. J'ai appris à mieux respirer... L'amélioration a été si progressive que je ne m'en suis pas aperçue tout de suite. Et puis, un jour, j'ai réalisé que je n'avais pas eu mal depuis au moins une semaine. J'ai cherché dans mes souvenirs, et j'ai réalisé que même dans les moments de crise, la douleur était beaucoup moins violente, plus supportable.

Alors c'est sûr : ma vie a changé ! Les jours où je ne travaille pas, je ne reste pas dans mon canapé à bouquiner. Je sors. J'ai dû réapprendre à cuisiner. Mais petit à petit, tout cela s'est intégré et aujourd'hui, je trouve qu'au-delà des douleurs, je n'ai pas perdu au change ! Moins de tension, moins de stress, plus de paix intérieure et de joie. »

## MÉDECINE DU CORPS, MÉDECINE DES HOMMES…

Cependant, les extraordinaires avancées qu'ont permises les neurosciences ne doivent pas nous faire oublier que notre corps dispose de capacités de « réparation » indispensables. Le but de toute stratégie thérapeutique devrait être de « muscler » ces facultés que nous possédons tous, de les soutenir et de les seconder lorsqu'elles sont défaillantes.

Il existe ainsi deux médecines parallèles, qui se rencontrent trop rarement : la « médecine du Corps » et la « médecine des Hommes ». Cette dernière regroupe l'ensemble des procédés, techniques et traitements qui se sont développés au cours des siècles, au fur et à mesure que la recherche levait le voile sur le fonctionnement du corps humain. N'oublions pas que nous sommes passés, en trois cents ans, de la saignée à la microchirurgie (de l'œil notamment) ! Il n'en demeure pas moins que pour parvenir à une guérison complète, il faut que cette « médecine des Hommes » rencontre notre « médecine du Corps ».

Reprenons l'exemple d'une intervention chirurgicale oculaire. La technique médicale permet de découper la cornée avec une grande finesse, de remplacer le cristallin abîmé, de corriger l'accommodation visuelle… Mais tout cela ne servira à rien si, par la suite, le corps n'est pas capable de cicatriser les tissus de l'œil. Cette « médecine du Corps » (l'ensemble de nos systèmes de régulation et d'autoréparation) est l'indispensable complément de la « médecine des Hommes ».

La douleur, quelle que soit sa forme, n'échappe pas à cette règle. Notre corps possède un ensemble de dispositifs antidouleur, notamment la production d'hormones antalgiques comme les endorphines. Il est possible de stimuler leur production. Le rééquilibrage orthosympathique/parasympathique (voir p. 29) contribue également à libérer la « médecine du Corps », tout comme les corrections alimentaires qui améliorent l'apport nutritionnel des tissus, ou la respiration qui stimule la production d'énergie par chaque cellule.

Prendre sa santé en main, c'est se faire aider par la « médecine des Hommes » tout en stimulant sa « médecine du Corps ». C'est ainsi que vous deviendrez pleinement acteur de votre guérison. En la matière, de la disparition de votre douleur.

**PROCÉDÉS CACHÉS**

Certains processus de réparation sont bien visibles et n'ont rien d'étonnant : la cicatrisation cutanée après une blessure ou une brûlure, par exemple. Ce qui l'est davantage, ce sont tous les processus de réparation invisibles qui se mobilisent à l'intérieur du corps sans que nous en ayons conscience. Nous disposons ainsi d'un arsenal incroyablement efficace, qu'il suffit souvent de stimuler pour qu'une amélioration se manifeste. Si cette « médecine du corps » n'est pas forcément suffisante pour résoudre de nombreux problèmes, elle est toujours indispensable.

Vous l'avez compris : en matière de douleur, vos ennemis sont nombreux. Ils se nomment « inflammation silencieuse » , « sédentarité », « malbouffe », « stress »... Vous allez les affronter tous en même temps.

Ne vous affolez pas : ce n'est pas si compliqué, d'autant que vous pourrez doser vos efforts en fonction de vos besoins. L'idée n'est pas de vous demander de gros efforts, car cela génèrerait un stress qui viendrait s'opposer à l'effet bénéfique des outils issus des neurosciences appliquées. Il s'agit plutôt de procéder à des corrections simples et progressives... L'heure est venue de les découvrir.

CHAPITRE 3

# RESPIRATION ET RELAXATION : DEUX ARMES SIMPLES ET EFFICACES

Le dessinateur et scénariste Marcel Gotlib fait dire à l'un de ses personnages, dans les *Trucs en vrac** : « Sais-tu que la douleur, si elle ne faisait pas mal, serait parfaitement supportable ? » On retrouve ici le style décalé et iconoclaste du regretté créateur. Mais il relève un point important : si l'on modifie son seuil de tolérance à la douleur, on la supporte mieux. Au point parfois de ne plus la sentir du tout.

Lire Gotlib pour avoir moins mal ? C'est une solution dont les effets n'ont pas été vérifiés scientifiquement, encore que le simple fait de rire stimule la production des neurohormones de l'apaisement et des molécules antalgiques endogènes ! Ce que les neurosciences ont mis en lumière, c'est l'efficacité de certaines techniques destinées à améliorer l'oxygénation cellulaire et l'évacuation des déchets

* Dans le tome 2 de la série, publié par les éditions Dargaud en 1985.

respiratoires (principalement le $CO_2$), et surtout à rééquilibrer le système nerveux autonome. Respiration et relaxation sont au programme. Plus, lorsque c'est nécessaire, un travail simple sur les émotions.

Si vous pratiquez régulièrement (matin et soir au moins), vous constaterez rapidement les effets générés par vos efforts. Car vous allez vous attaquer directement au stress, à la tension nerveuse, aux émotions négatives, aux pensées perturbantes, aux contrariétés... Ou, du moins, à leur impact sur votre organisme, votre mental et votre équilibre psycho-émotionnel. Nous ouvrons donc ici le premier chapitre pratique de cet ouvrage.

## MIEUX RESPIRER POUR AVOIR MOINS MAL

À chaque minute, nos poumons absorbent et rejettent 6 à 8 litres d'air. Nous respirons de jour comme de nuit. Que nous soyons éveillés ou endormis, voire inconscients comme dans certains types de coma, nous respirons... Le souffle est le fil qui nous maintient en vie. Si l'être humain peut résister plusieurs semaines sans manger et quelques jours sans boire, il ne peut rester plus d'une poignée de minutes sans respirer. L'air est même notre première nourriture. Chaque jour, nous avalons environ 1,5 kg d'aliments solides, 2 kg de liquides, et plus de 8 kg d'air. Rien d'étonnant, donc, à ce que la respiration soit au cœur de notre équilibre et de notre santé.

Respirer, c'est absorber de l'oxygène, essentiel à la vie cellulaire, et rejeter du gaz carbonique. L'oxygène nous est indispensable : c'est lui qui, combiné au sucre (glucose) fourni par l'alimentation, permet aux mitochondries cachées au cœur de nos cellules de produire l'énergie dont celle-ci a besoin pour fonctionner. Le gaz carbonique, lui, doit absolument être évacué car non seulement il n'a aucun rôle à jouer dans notre organisme, mais il entretient cette inflammation silencieuse qui fait le lit de nombreuses douleurs.

Or, lorsque l'on est tendu, stressé, on a tendance à respirer de manière superficielle et rapide. Une expiration trop brève ne permet pas une bonne évacuation du dioxyde de carbone, ce qui entretient à la fois l'acidification tissulaire et l'inflammation silencieuse. Dans le même temps, une inspiration trop rapide et superficielle prive le cerveau d'une partie de l'oxygène dont il a besoin. Il déclenche alors des phases d'alerte qui se traduisent par des migraines ou des douleurs musculaires qui deviennent autant d'« appels au secours ».

Au-delà de cette dimension physiologique, la respiration est comme un fil tendu entre votre volonté consciente et votre vie biologique inconsciente. C'est la seule de nos fonctions que nous puissions moduler à volonté juste en y pensant. Faites-en l'expérience à l'instant : sans lâcher votre livre, essayez de retenir votre souffle pendant quelques secondes, puis de l'accélérer, puis de le ralentir... Vous y parvenez probablement sans aucun problème. Essayez de faire de même avec les battements de votre cœur : c'est impossible ! Mais en contrôlant votre souffle, vous pouvez modifier votre rythme cardiaque.

Cette particularité est d'une grande aide en matière de gestion du stress et des émotions. Car en modifiant le rythme respiratoire de manière à le rendre plus lent, profond et régulier, vous rééquilibrerez votre système nerveux autonome, vous modifierez la production des neurotransmetteurs (deux atouts de choix pour neutraliser la douleur), vous limiterez l'acidité de votre milieu intérieur et vous chasserez les inflammations chroniques.

Enfin, les exercices respiratoires ont un effet apaisant sur le plan psycho-émotionnel. Ce n'est pas un hasard si toutes les techniques de relaxation et de méditation, ainsi que la plupart des démarches psychocorporelles, reposent avant tout sur le travail du souffle : le yoga, le qi gong, la méditation de pleine conscience, l'hypnose thérapeutique, la sophrologie… La liste serait très longue. Cela s'explique par le fait qu'au-delà de l'apaisement physique, le travail sur le souffle agit comme un sédatif psychique. Le simple fait de se concentrer sur son souffle détourne les pensées négatives obsédantes. Ce simple geste suffit à atténuer les agressions émotionnelles, qui deviennent plus faciles à tenir à distance.

Les exercices respiratoires instaurent un état de détente mentale qui s'installe sur le temps lorsque l'on pratique régulièrement. Au bout de quelques semaines, la sécrétion des neurohormones s'équilibre naturellement, favorisant celles du calme et du plaisir (principalement dopamine et sérotonine) au détriment de celles du stress et de la tension nerveuse (adrénaline et cortisol). Le seuil de perception de la douleur, notamment, se modifie en douceur.

Pour apprendre à mieux respirer, il suffit d'y consacrer, au début, trois fois 5 minutes par jour. Vous pouvez pratiquer n'importe quand et établir le planning-respiration qui vous convient. Toutefois, l'idéal est de faire 5 minutes de respiration consciente et profonde le matin, juste après le réveil (pour que vous mettiez le pied dans la journée dans le calme), et le soir au moment de vous mettre au lit (pour aborder la nuit sans trop de stress). L'heure du troisième exercice reste à votre convenance. Mais vous pouvez, lorsque la douleur est très présente, multiplier les exercices et/ou les faire durer plus longtemps.

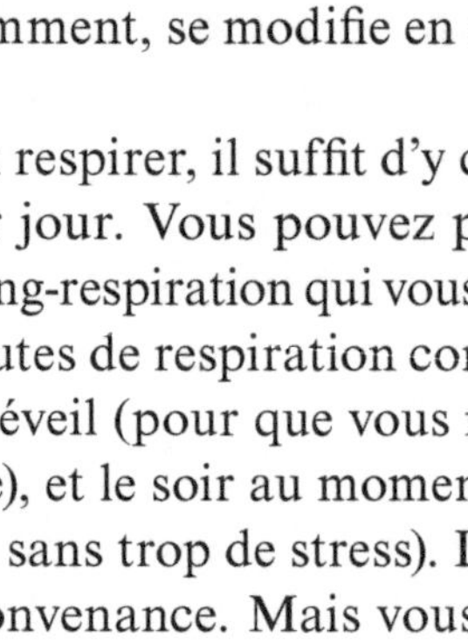

**EN PRATIQUE**

• *Au début, vous devrez vous isoler* au calme pour pratiquer, les yeux fermés, dans une posture confortable.
• *Dans la journée,* il vaut mieux que vous pratiquiez assis afin de ne pas vous laisser gagner par le sommeil.
• *Le soir,* vous pouvez faire votre exercice allongé dans votre lit. Et si vous vous endormez avant qu'il soit terminé, tant mieux !
• *Peu à peu, l'habitude venant,* vous pourrez effectuer votre respiration n'importe où, même debout au milieu d'une foule, dès que vous en ressentirez le besoin, sans que personne ne s'en aperçoive autour de vous : dans les transports en commun, pendant une réunion, au cours d'une discussion familiale un peu musclée...
• *Ces quelques minutes quotidiennes* s'inscriront progressivement dans votre inconscient et vous respirerez différemment même lorsque vous n'y pensez pas.

## 1. Une respiration pour faire baisser le niveau de stress

Cette respiration est issue des neurosciences appliquées. Pour courte qu'elle soit, elle permet de faire baisser rapidement le niveau de tension nerveuse. Le fait d'alterner narine droite et gauche informe directement le cerveau qui réagit en instillant de la détente. Cette respiration inhibe les zones du stress et active celles du plaisir et des émotions positives. Elle prévient ainsi (ou atténue) le déséquilibre entre les deux branches du système nerveux autonome (sympathique et parasympathique) et stimule la production de sérotonine, la neuro-hormone de la détente et de l'apaisement.

Cet exercice court (5 minutes environ) peut être répété plusieurs fois dans la journée, dès que vous en ressentez le besoin.

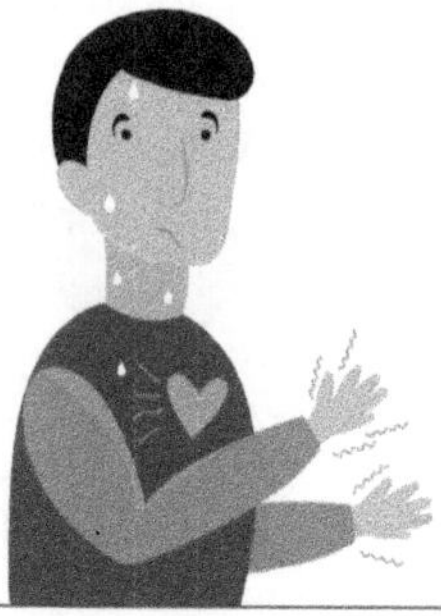

**EN PRATIQUE**

• *Asseyez-vous sur le bord d'un siège* de manière à garder le dos bien droit. Vos pieds sont posés au sol, vos mains à plat sur vos cuisses. Vos épaules sont détendues.

• *Commencez par une longue inspiration,* puis poussez un profond soupir bouche ouverte.

• *Bouchez votre narine gauche avec votre pouce gauche,* puis inspirez par votre narine droite en comptant lentement jusqu'à 3.

• *Expirez de la même manière,* mais en pinçant les lèvres (comme si vous vouliez empêcher l'air de sortir) et en serrant les abdominaux. Comptez jusqu'à 6. Répétez trois fois.

• *Puis lâchez votre narine gauche et bouchez la droite avec votre majeur* (sans changer de main). Inspirez par votre narine gauche en comptant lentement jusqu'à 3.

• *Lâchez votre narine droite et bouchez à nouveau la gauche* avec votre pouce pour expirer en comptant jusqu'à 6. Répétez 3 fois.

• *Continuez ainsi, en alternant les deux narines,* pendant 5 minutes environ, avant de reprendre votre respiration normale.

## 2. Une respiration pour neutraliser les douleurs ponctuelles

Dès que vous sentez la douleur poindre, prenez deux ou trois minutes pour la neutraliser. Cet exercice est particulièrement efficace pour lutter contre les douleurs articulaires qui se manifestent par poussées brutales, à condition de le pratiquer le plus rapidement possible, dès que la douleur se manifeste.

**EN PRATIQUE**

• *Où que vous soyez, asseyez-vous sur le bord d'un siège* de manière à garder le dos bien droit. Vos pieds sont posés au sol, vos mains à plat sur vos cuisses. Vos épaules sont détendues.

• *Fermez les yeux* ou, si vous n'êtes pas seul, essayez de fixer votre regard sur un point flou de manière à pouvoir rester centré sur ce qui se passe à l'intérieur de vous.

• *Inspirez calmement* en comptant jusqu'à 3 ou 4, puis expirez en comptant jusqu'à 6 ou 8. Adaptez ces durées à votre rythme respiratoire habituel, l'essentiel étant que l'expiration soit deux fois plus longue que l'inspiration.

• *Essayez de rester concentré sur votre souffle,* de sentir l'air qui effleure vos narines en entrant et en sortant.

• *Poursuivez l'exercice* pendant au moins 3 minutes, puis revenez lentement à votre respiration habituelle et rouvrez les yeux.

• *Pratiquez cet exercice* à chaque fois que vous sentez monter la douleur. La focalisation sur le souffle vous détournera de la sensation douloureuse.

## 3. Une respiration pour calmer les douleurs chroniques

Cette respiration est, elle aussi, inspirée des travaux neuroscientifiques. Elle permet de créer, progressivement, un « espace intérieur » où la sensation douloureuse ne pourra pas pénétrer. Un espace « sans douleur ». À chaque fois que vous pratiquerez l'exercice, cet espace se « musclera » et vous y aurez accès de plus en plus facilement. Vous « casserez » ainsi la douleur, comme vous avez « cassé » le stress dans l'exercice n° 1.

**EN PRATIQUE**

• *Mettez-vous dans la même position* que pour les exercices précédents (voir plus haut), puis inspirez profondément et poussez un profond soupir bouche ouverte.
• *Inspirez en comptant lentement jusqu'à 3,* puis bloquez votre souffle pendant la même durée.
• *Expirez plus lentement en comptant jusqu'à 6.* Contractez vos abdominaux pour bien chasser l'air de vos poumons.
• *Relâchez alors votre ventre, sans inspirer,* en comptant jusqu'à 3. Relâchez aussi votre visage et vos épaules.
• *À cet instant, votre cerveau attend que vous inspiriez.* C'est pour lui une question vitale. Il se met alors en « situation de survie ». Il déconnecte les pensées parasites, mais aussi les boucles nerveuses qui transmettent la douleur. Se crée alors une « bulle » intérieure de paix mentale et neuromusculaire.
• *Après ces trois secondes, inspirez à nouveau* et reprenez le cycle respiratoire de la même manière.
• *Pratiquez cette respiration* pendant une dizaine de minutes, au moins trois fois par jour. C'est la répétition de l'exercice qui étendra progressivement cette « bulle de paix » et l'ancrera au plus profond de votre cerveau.

## SE RELAXER POUR MIEUX RÉSISTER À LA DOULEUR

Nous ne pouvons pas échapper au stress. Et c'est tant mieux, car il constitue une exceptionnelle source de stimulations. Sans le stress provoqué par leur vie quotidienne dangereuse et inconfortable, nos lointains ancêtres n'auraient pas cherché à améliorer ces conditions. C'est le stress qui, au fil des millénaires, nous a poussés à agir, à créer, à inventer… Le problème ne vient donc pas du stress lui-même, mais de l'accumulation mal gérée qui finit par déséquilibrer notre système nerveux et, par répercussion, à intensifier les phénomènes douloureux.

En apprenant à mieux gérer les situations potentiellement stressantes, vous agirez simultanément à plusieurs niveaux. En premier lieu, vous libérerez votre psychisme de la tension nerveuse et des pensées qui tournent en boucle. Ensuite, vous sentirez rapidement votre corps qui se défait des tensions accumulées : crispations musculaires, douleurs articulaires… Pendant ce temps, c'est tout votre fonctionnement organique qui se rééquilibrera peu à peu en coulisses. Enfin, cette ronde d'effets bénéfiques se terminera par une action à long terme : à force de pratiquer une méthode de relaxation, vous améliorerez votre seuil de résistance au stress et à la douleur. Votre organisme et votre psychisme, progressivement libérés, retrouveront leur capacité à faire face aux situations perturbantes du quotidien, ce qui vous aidera à mieux supporter la souffrance lorsqu'elle s'installe.

Il existe de très nombreuses méthodes de relaxation, dans lesquelles vous pourrez puiser les gestes pratiques qui vous conviennent : sophrologie, relaxation progressive (méthode Jacobson), training autogène de Schultz… Toutes proposent des exercices associant travail sur le souffle (respiration), sur le corps (détente physique) et sur la tension psychologique. La majeure partie de ces techniques intègre aussi un travail sur les images mentales.

Si le moment vous semble venu de vous initier à l'une ou l'autre de ces méthodes bien codifiées, ne vous en privez pas. C'est le moment ou jamais de céder à votre désir. Si vous ne vous sentez pas l'envie ni l'énergie de vous lancer dans une telle aventure, contentez-vous de pratiquer chaque jour au moins un des exercices ci-dessous, que vous choisirez en fonction du temps dont vous disposez et de l'effet immédiat que vous désirez obtenir. L'amélioration rapide que vous ressentirez vous rendra peut-être l'énergie nécessaire pour approfondir un travail de relaxation plus traditionnel.

**EN PRATIQUE**

- *Ces exercices se pratiquent* le plus souvent allongé.
- *Dans la journée,* couchez-vous sur un tapis ou directement sur le sol si vous supportez sa fermeté. Posez éventuellement un petit coussin sous votre nuque pour la soutenir.
- *Le soir,* allongez-vous dans votre lit. Mais n'attendez pas d'avoir vraiment sommeil, car vous vous endormiriez avant la fin de l'exercice.
- *Vous pouvez effectuer ces exercices respiratoires en musique.* Choisissez alors une musique douce (classique, relaxante...). Vous pouvez aussi opter pour des bruits de nature : vagues, chants d'oiseaux, pluie... Choisissez un morceau dont la durée est celle de votre exercice. Cela vous servira à la fois d'outil-détente et de chronomètre.

## 1. Un exercice de fond pour soulager les douleurs chroniques

Si vos douleurs sont permanentes, ou au moins régulières, vous pouvez pratiquer cet exercice chaque soir avant de vous endormir. Si vous l'intégrez à votre vie quotidienne, il vous aidera aussi à apaiser votre stress et à améliorer votre sommeil.

**EN PRATIQUE**

• *Pratiquez allongé sur le dos dans votre lit*, avant de vous endormir. Posez votre tête soit à plat sur le matelas, soit sur un oreiller assez fin pour ne pas « casser » votre nuque. Fermez les yeux.

• *Commencez par adopter un rythme respiratoire profond et régulier*, l'expiration étant toujours plus longue que l'inspiration. Pour cela, le plus simple est de concentrer votre attention sur l'expiration.

• *Contractez vos muscles abdominaux* afin de ralentir au maximum votre expiration et de la prolonger jusqu'à ce que vos poumons soient complètement vidés. Ensuite, laissez l'inspiration se faire naturellement, sans y penser.

• *Respirez ainsi pendant quelques minutes, puis imaginez un flux de lumière dorée*, apaisante, qui entre dans votre corps par le sommet de votre crâne et se répand dans tout votre organisme.

• *Dirigez cette lumière* jusqu'au lieu de votre douleur : la tête, les articulations, le ventre…

• *Lorsque vous inspirez, la lumière baigne la zone douloureuse*, comme un liquide bienfaisant. Lorsque vous expirez, imaginez qu'elle emporte avec elle la douleur, l'inflammation et les toxines qui s'évacuent par la plante de vos pieds.

• *Continuez cette respiration/visualisation jusqu'à ce que le sommeil vous gagne* (au moins 10 minutes).

• *Si vous la pratiquez régulièrement*, elle apaisera durablement vos douleurs.

## 2. Une visualisation antidouleur

Cet exercice est inspiré de la cohérence cardiaque. Cette technique vise à recréer une cohérence entre les messages électromagnétiques émis par les neurones qui peuplent votre cœur et par ceux qui remplissent votre boîte crânienne. Car votre cœur possède lui aussi un réseau neuronal très actif et performant. Lorsque les deux (cœur et cerveau) agissent d'un commun accord, tout votre fonctionnement métabolique s'améliore. En plus, dans ces moments de parfaite cohérence, votre mental reçoit « cinq sur cinq » les messages que vous lui envoyez. Y compris les messages d'apaisement de la nervosité et surtout de la douleur.

**EN PRATIQUE**

• *Installez-vous dans la même position* que pour les exercices respiratoires (vous pourrez aussi pratiquer allongé lorsque vous serez habitué, sans vous endormir tout de suite).

• *Commencez par respirer calmement et amplement*, sans forcer, sans compter, les yeux fermés, jusqu'à ce que vous sentiez la détente vous gagner.

• *Puis, sans changer votre rythme respiratoire*, focalisez votre attention sur votre cœur. Ressentez ses battements. Imaginez que l'air entre et sort non plus par votre nez mais par votre cœur lui-même, comme s'il possédait un petit orifice semblable à une bouche.

• *Continuez à respirer ainsi jusqu'à ce que vous sentiez, dans votre poitrine*, comme une chaleur ou une sorte d'expansion. À cet instant, les neurones qui remplissent votre boîte crânienne sont entrés en cohérence avec vos neurones cardiaques.

• *Profitez de cet état de cohérence* pour envoyer des messages apaisants à votre cœur et à votre cerveau. La cohérence qui s'est établie entre les deux « ouvre la porte » aux messages mentaux, qui feront réagir votre organisme de manière à atténuer vos douleurs.

• *Par exemple, dites-vous mentalement :* « Je sens ma douleur qui reflue. Elle s'atténue puis disparaît. » *Ou encore :* « Mon corps augmente sa production d'endorphines afin de chasser ma douleur. »

• *Trouvez une formule qui vous convient et avec laquelle vous vous sentez à l'aise.* Puis continuez l'exercice en répétant cette phrase pendant au moins 10 minutes. Cette durée est nécessaire au début, afin de créer une sorte de réflexe entre votre cœur et votre cerveau.

• *Vous pouvez répéter cet exercice plusieurs fois par jour* dans les périodes où vous avez très mal. Son effet sera de plus en plus rapide.

• *Une fois que votre cœur et votre cerveau seront habitués,* il suffira de 2 ou 3 minutes pour que l'exercice fasse son effet.

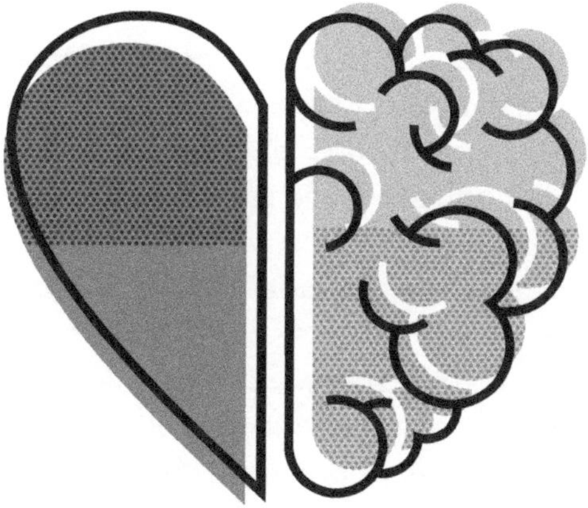

## 3. Un exercice pour faire baisser le seuil de stress et de douleur

Une fois encore, les neurosciences appliquées sont au rendez-vous. Des études ont montré que le simple fait de dessiner volontairement un sourire sur son visage active les mêmes régions cérébrales que lorsque la joie vous envahit pour de vrai. Alors n'hésitez pas. D'autant que cette joie provoque dans votre cerveau la sécrétion d'hormones antistress (notamment la sérotonine) et antidouleur (comme les endorphines). Vous y gagnerez sur les deux tableaux.

**EN PRATIQUE**

- *Vous pouvez pratiquer cet exercice dans n'importe quelle position*, du moment que vous pouvez fermer les yeux pendant quelques minutes.
- *Prenez quelques respirations calmes et profondes, puis souriez mentalement.* Vous pouvez aussi sourire vraiment (même si vous n'en avez pas vraiment envie sur l'instant !).
- *Imaginez que l'énergie de ce sourire remonte dans votre boîte crânienne* et baigne votre cerveau, produisant un sentiment de bien-être global.
- *Puis faites descendre ce sourire mental dans tout votre corps :* votre cou, vos épaules, vos bras, vos mains, votre buste, votre ventre, vos hanches, vos jambes, vos pieds.
- *Lorsque vous arrivez sur une zone douloureuse*, restez-y quelques instants.
- *Cet exercice fait effet rapidement.* Le tout dure moins d'une minute.
- *Puis revenez à votre conscience normale et ouvrez vos yeux.* Essayez de conserver le sentiment de joie qui vous a envahi le plus longtemps possible. Et si le stress ou la douleur vous assaillent à nouveau, recommencez !

## 4. Une relaxation pour combattre les douleurs musculaires

Il s'agit ici de détendre votre « cuirasse corporelle » où s'inscrivent nombre de tensions psychiques et émotionnelles. Toutes les douleurs musculaires, posturales, articulaires… s'atténueront et finiront par disparaître. Au passage, vous y gagnerez une détente nerveuse qui vous aidera à vous protéger contre les contractures douloureuses à venir.

**EN PRATIQUE**

• *Vous pouvez effectuer cette relaxation* dans la journée, ou le soir au coucher. Dans ce cas, faites attention à ne pas tomber de sommeil avant d'arriver au bout.

• *Fermez les yeux* et commencez par respirer calmement et profondément, sans forcer.

• *Puis, tout en gardant le même rythme respiratoire,* contractez les muscles de vos mollets (droit et gauche). Fixez votre attention sur vos sensations.

• *Ensuite, relâchez ces tensions* dont vous avez pris conscience.

• *Continuez de la même manière* en contractant et relâchant tour à tour vos cuisses, vos fesses, votre abdomen, vos avant-bras, vos bras, vos épaules, votre cou, et enfin votre visage.

• *Pour que cet exercice soit efficace,* il faut que vous ressentiez bien ce que votre corps raconte lorsque vous contractez vos muscles. C'est en prenant conscience de vos crispations que vous parviendrez à les relâcher efficacement.

• *Lorsque vous avez le temps,* effectuez cet exercice complet.

• *Lorsque vous avez besoin de calme au cours de la journée,* pratiquez assis (voir la position p. 42) et concentrez-vous uniquement sur vos bras et vos épaules, ou sur vos jambes et vos cuisses… Là où vous sentez des crispations désagréables.

## MIEUX GÉRER LES ÉMOTIONS POUR CHASSER LA DOULEUR

Nous l'avons dit : il est plus facile de travailler sur les pensées, aisément maîtrisables, que sur les émotions car elles nous dépassent parfois sans que nous parvenions à les transformer. Et pourtant, ces émotions, qu'elles soient agréables ou perturbantes, provoquent en nous des réactions en cascade : stimulation du système orthosympathique ; modifications des sécrétions hormonales… Autant d'éléments qui intensifient les phénomènes douloureux. En apprenant à mieux « gérer » les émotions, il vous est donc possible d'agir sur vos douleurs.

Entendons-nous bien : nous ne vous promettons pas ici un coup de baguette magique qui résoudrait sur l'instant tous vos conflits émotionnels. Cette démarche est du ressort de la thérapie psychanalytique, psycho-émotionnelle ou psychocorporelle. Si vous en ressentez le besoin, vous pouvez entamer un parcours de ce genre. Mais si ce n'est pas le cas, vous pouvez tout de même améliorer votre manière de vivre vos émotions avec ces deux exercices simples issus des neurosciences appliquées.

Avant d'entrer dans le vif du sujet, interrogeons-nous quelques instants sur les émotions. Un préalable indispensable pour mieux les comprendre : les émotions, les pensées et le stress sont intimement liés. Les émotions sont souvent à l'origine à la fois de l'excès de stress et de la pression des pensées négatives. Cela ne les empêche pas d'avoir une existence propre, à la fois dans notre univers intime et dans notre corps physique.

Imaginez : vous promenez tranquillement votre chien en bas de chez vous, et voilà qu'il vous échappe et traverse la rue en direction d'un autre chien sur le trottoir d'en face. Sans prendre le temps de la réflexion, vous réagissez instantanément : vous courez et rattrapez l'animal juste au moment où une voiture déboule à toute vitesse. Cette réaction instantanée doit beaucoup à l'orage hormonal qui s'est déclenché dans votre organisme : votre cœur a battu plus vite pour envoyer le sang vers les organes importants (cerveau, muscles…) ; votre souffle s'est accéléré pour diffuser davantage d'oxygène dans vos tissus ; l'adrénaline a ordonné une libération immédiate du sucre de réserve pour fournir de l'énergie à vos cellules…

En amont de cette réaction, dès l'instant où la laisse vous a glissé entre les doigts, un stress intense vous a saisi. C'est lui qui a permis à votre organisme de répondre à l'urgence. Mais une fois Bichon grondé et rassuré (il a eu peur lui aussi !), votre stress n'a plus d'utilité. Il pourrait disparaître. Ce n'est pourtant pas le cas. Il perdure dans le corps. Chaque émotion violemment ressentie fait écho à d'autres, plus anciennes, qui n'ont pas été tout à fait « digérées ». Chaque émotion déclenche ainsi une réaction en chaîne. Et celle-ci dure d'autant plus longtemps que vous nourrissez des émotions anciennes, profondément engrammées et pas très agréables.

Vous le voyez : les émotions impliquent autant le corps que l'esprit. C'est ce qui les rend si « traîtresses ». Et pourtant, les six émotions de base, reconnues dans toutes les sociétés du monde (joie, tristesse, peur, colère, dégoût et surprise), tissent la toile de fond de notre existence. Comment imaginer une vie dénuée de ces stimulations qui colorent nos jours et parfois nos nuits ?

D'autant que chaque culture ajoute à ces six émotions de base, d'autres, plus particulières. Ainsi, dans les pays occidentaux, la honte est reconnue comme une émotion (faite de peur du jugement et de colère rentrée) alors qu'elle n'existe pas dans certaines tribus d'Afrique ou d'Amazonie. Le psychologue américain Robert

Plutchik* s'est penché sur le monde de nos émotions. Il a réalisé un modèle de combinaisons émotionnelles qui élargit le spectre puisqu'il en reconnaît pas moins d'une trentaine.

Reste à savoir si les émotions positives (la joie, la satisfaction…) ont le même impact sur l'organisme que les émotions négatives (la peur, la colère…). La réponse est clairement « oui » ! Pour notre organisme, la coloration positive ou négative d'une émotion ne change pas grand-chose. Il réagit toujours de la même manière.

Tous nos systèmes biologiques sont concernés par les manifestations émotionnelles. Outre le cerveau et le système nerveux, celles-ci affectent aussi notre système cardiovasculaire, notre fonctionnement hormonal, notre digestion, notre sommeil, notre équilibre ostéoarticulaire… Autant dire que toutes les douleurs, quelles que soient leur origine et leur localisation, subissent l'impact de nos émotions. Alors autant mettre un peu d'ordre dans notre paysage intérieur.

Le Pr John Sarno, qui travaille au sein de l'Université de New York, va encore plus loin. Pour lui**, les douleurs chroniques sont souvent une stratégie d'évitement que met en place votre corps pour vous détourner d'une émotion trop violente et douloureuse. Il met particulièrement l'accent sur les émotions anciennes, profondément inscrites et que l'on a fini par oublier. Le corps, lui, n'oublie pas ce genre de blessure. Mais, si l'on en croit ce passionné de neurosciences, le simple fait de ramener ces émotions enfouies à la conscience suffit déjà à apaiser la douleur.

---

* Professeur en psychologie, il a été professeur émérite de l'Albert Einstein College of Medicine. Il a publié de nombreux ouvrages qui n'ont pas été traduits en France.

** Pour plus d'explications, consultez son livre intitulé Le meilleur antidouleur, c'est votre cerveau ! paru aux Éditions Thierry Souccar en 2015.

Plus facile à dire qu'à faire, pensez-vous ? Pas forcément. La manière dont nous réagissons aux émotions s'est bâtie lentement, au fil des années, depuis notre plus tendre enfance. Pour modifier cette construction, vous pouvez soit plonger en vous-même, comme le proposent les thérapies citées plus haut, soit avoir recours à une « déprogrammation » émotionnelle plus rapide. C'est cette deuxième solution que vous allez pouvoir expérimenter à présent.

## 1. L'exercice du sourire

Une fois encore, les neurosciences appliquées sont au rendez-vous. Des études ont montré que le simple fait de dessiner volontairement un sourire sur son visage active les mêmes régions cérébrales que lorsque la joie vous envahit pour de vrai. Alors n'hésitez pas. D'autant que cette joie provoque dans votre cerveau la sécrétion d'hormones antistress (notamment la sérotonine) et surtout antidouleur (comme les endorphines). Vous y gagnerez sur les deux tableaux.

**EN PRATIQUE**

- *Vous pouvez pratiquer cet exercice dans n'importe quelle position*, du moment que vous pouvez fermer les yeux pendant quelques minutes.
- *Prenez quelques respirations calmes et profondes, puis souriez mentalement.* Vous pouvez aussi sourire vraiment (même si vous n'en avez pas vraiment envie sur l'instant !).
- *Imaginez que l'énergie de ce sourire remonte dans votre boîte crânienne* et baigne votre cerveau, produisant un sentiment de bien-être global.
- *Puis faites descendre ce sourire mental dans tout votre corps :* votre cou, vos épaules, vos bras, vos mains, votre buste, votre ventre, vos hanches, vos jambes, vos pieds.

→

• *Lorsque vous arrivez sur une articulation douloureuse*, restez-y quelques instants.
• *Cet exercice fait effet rapidement*. Le tout dure moins d'une minute.
• *Puis revenez à votre conscience normale et ouvrez vos yeux*. Essayez de conserver le sentiment de joie qui vous a envahi le plus longtemps possible. Et si le stress ou la douleur vous assaillent à nouveau, recommencez !

## 2. L'exercice de déprogrammation émotionnelle

Lorsque cet « allégement » quotidien ne suffit pas (vous avez vécu une journée difficile, accumulé les contrariétés, reçu de mauvaises nouvelles…), ajoutez à votre programme, pendant quelques jours, cet exercice qui va effacer l'impact des moments pénibles et stimuler la mémoire des événements agréables. Au début, vous mettrez peut-être un peu de temps pour parvenir au bout de l'exercice car vous aurez tendance à vous égarer en route. Mais au bout de quelques jours, vous l'effectuerez en cinq minutes. L'heure idéale : le soir au coucher, avant le sommeil.

**EN PRATIQUE**

• *Vous êtes allongé dans votre lit*, sur le dos, dans une position confortable, les yeux fermés.
• *Commencez par quelques respirations profondes et paisibles*, afin de calmer le flux de vos pensées.
• *Puis passez en revue mentalement tout ce qui s'est passé dans la journée*, en partant des événements les plus récents et en remontant jusqu'à l'instant de votre réveil.
• *Chaque fois que vous rencontrez un événement agréable* (un compliment, un cadeau, une bonne nouvelle, un geste

d'affection...), efforcez-vous de ressentir à nouveau, dans votre corps, la satisfaction qu'il vous a apportée sur l'instant. Et essayez de la garder en vous le plus longtemps possible.
• *Chaque fois que vous rencontrez un événement pénible* (une contrariété, une discussion orageuse, une frayeur...), fixez aussi votre attention sur lui pendant quelques secondes. Mais cette fois, contentez-vous de rester spectateur et d'accepter ce moment pour ce qu'il est, sans rien vous reprocher, en vous disant : « Je ferai mieux la prochaine fois. »
• *À la fin, souriez mentalement* et faites couler ce sourire dans tout votre corps.

## QUAND ET COMMENT ?

Vous n'allez pas effectuer tous ces exercices tous les jours ! Rassurez-vous... L'idée est plutôt de vous concocter un programme qui soit en phase avec votre manière de vivre et avec l'intensité de vos douleurs.

### Si vous souffrez de douleurs chroniques et répétées

Essayez d'agir à tous les niveaux. Par exemple :

- *Une relaxation antistress le matin*, suivie par l'exercice du sourire.
- *Dans la journée, une respiration antidouleur* au moment où vous en ressentez le besoin.
- *Une respiration détente le soir,* suivie de *l'exercice de « déprogrammation émotionnelle ».*

Le tout ne vous prendra pas plus d'une vingtaine de minutes par jour, mais ce sera suffisant pour vous changer la vie. Soyez tout de même patient : il faut quelques jours avant que les premiers effets se fassent sentir.

## Si votre douleur est ponctuelle

Vous pouvez pratiquer *une respiration antidouleur* lorsque vous en avez besoin. Et si vous sentez que votre migraine ou vos brûlures d'estomac commencent à vous rendre irritable, ajoutez pendant quelques jours *une respiration antistress* au réveil, suivie de *l'exercice du sourire.* Et le soir, offrez-vous une vraie plage-détente avec *une relaxation antistress complète.*

Vous pourrez ainsi faire évoluer votre manière de pratiquer en fonction de votre état, de l'évolution de vos douleurs, des événements que vous traversez… Un programme « sur mesure » !

CHAPITRE 4

# L'ALIMENTATION ANTIDOULEUR

Derrière une douleur, quelles que soient son origine et les modalités de sa manifestation, se cache souvent une inflammation. Prenez une banale entorse. Les ligaments, qui maintiennent les os entre eux, ont été altérés par un traumatisme dû à un choc ou un mouvement violent. Un état inflammatoire se met en place afin d'amener davantage de sang (et donc de nourriture) aux tissus lésés. Il en est de même dans la majeure partie des atteintes douloureuses. On trouve une dimension inflammatoire dans les douleurs dentaires, rhumatismales, migraineuses, digestives…

Cette inflammation n'est pas un ennemi. Elle est souvent indispensable à la récupération qui mènera à la cessation de la douleur. C'est l'un des outils dont dispose notre corps pour se réparer. Mais cette inflammation, une fois installée, a souvent tendance à durer plus que nécessaire. Il faut donc l'atténuer pour faire baisser le niveau de la douleur. L'alimentation constitue alors un outil de choix, surtout dans le cas des douleurs chroniques avec lesquelles il faut apprendre à vivre au quotidien.

## TROP D'ACIDITÉ, DAVANTAGE DE DOULEUR…

Notre corps est fait à près de 70 % d'eau. Outre les liquides qui circulent dans l'organisme (sang, lymphe…), nos cellules baignent dans un milieu liquide où se produisent tous leurs échanges : elles s'y nourrissent, y puisent l'oxygène dont elles ont besoin, y rejettent leurs déchets… Il est essentiel que ce liquide ne soit pas trop acide pour que les cellules fonctionnent dans de bonnes conditions. Or, une balance s'établit en permanence dans notre organisme entre acidité et alcalinité. Il est essentiel pour tous nos tissus que cette balance soit stable et que le degré d'acidité ne grimpe pas.

Cette acidité est, en majeure partie, le résultat de ce que nous mangeons. Certains aliments entraînent, lorsqu'ils sont digérés et assimilés, la production de substances acides (la viande rouge, les céréales raffinées, le sucre et les sucreries…). À l'inverse, d'autres renferment quantité de minéraux qui s'opposent aux acides et les rendent alcalins. C'est le cas des légumes frais et d'une grande partie des fruits. Il en ressort des règles simples qui devraient s'intégrer au quotidien de toutes les personnes souffrant de douleurs chroniques ou récurrentes.

Entendons-nous bien : le contenu de votre assiette ne suffira pas à faire taire les douleurs intenses. Mais sur un organisme dont le niveau d'acidité intérieur est équilibré, tous les traitements antidouleur donneront leur pleine efficacité. Sans compter que l'excès d'acidité du milieu intérieur encourage l'apparition de certains troubles douloureux : maux de tête, ballonnements, douleurs articulaires… En adaptant votre alimentation quotidienne de manière à la rendre plus alcalinisante, vous y échapperez rapidement.

**HISTOIRE DE PH...**

On calcule l'acidité d'un milieu grâce au pH (potentiel hydrogène). Le pH d'un milieu neutre (ni acide, ni alcalin) est d'environ 7. En dessous, il devient acide ; au-dessus, il est alcalin. Notre milieu intérieur devrait se maintenir dans une fourchette assez étroite : entre 7,36 et 7,44. Soit très légèrement alcalin. Mais très légèrement seulement ! Or, très souvent, il est plutôt acide...

## LES 8 RÈGLES DE L'ALIMENTATION ANTIDOULEUR

*Première remarque :* il ne faut pas confondre la saveur plus ou moins acide d'un aliment et son pouvoir acidifiant. Les champions de l'acidité gustative que sont le citron et le vinaigre sont... alcalinisants ! Leur saveur acide découle de la présence d'acides organiques qui se transforment, au contact des sucs digestifs, en sels minéraux (notamment en bicarbonate) très alcalinisants.

Les aliments les plus acidifiants sont ceux qui renferment beaucoup de sucres, surtout lorsqu'ils sont raffinés. Ainsi, toutes les sucreries (bonbons, confiseries...) sont très acidifiantes, ainsi que les sodas sucrés. S'y ajoutent, dans une moindre mesure, ceux qui renferment des céréales raffinées (pain blanc, pâtes et riz blancs surtout précuits...). Quant aux produits industrialisés qui associent céréales raffinées et sucre (pâtisseries, viennoiseries...), ils figurent en bonne place dans le classement des aliments à consommer avec beaucoup de modération. Les céréales complètes ne posent pas ce problème (pain complet, riz brun...). Leur potentiel acidifiant est à peu près neutre.

*Deuxième catégorie à éviter :* les viandes, surtout la viande rouge. Préférez les volailles et surtout les produits de la mer (poissons, coquillages, crustacés...). Ces derniers renferment des protéines acidifiantes, au même titre que la viande, mais ils fournissent aussi des acides gras essentiels (notamment des oméga 3) qui s'opposent aux mécanismes inflammatoires. Une sorte d'équilibre interne.

Pour compenser les phénomènes d'acidification, il faut se tourner vers les légumes. Ils renferment beaucoup de minéraux très alcalinisants. Les fruits, bien que sucrés, ont également un effet alcalinisant, bien que moins puissant que celui des légumes. Tout cela vous semble compliqué ? Rassurez-vous ! Voici un résumé de ces conseils en 8 règles de base.

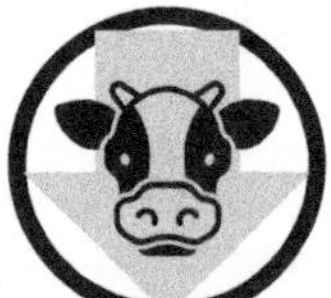

## 1. Diminuez votre consommation de viande

La viande (surtout rouge) n'a plus très bonne presse. Depuis quelques années, on lui trouve de nombreux défauts. En 2015, le Centre International de Recherche sur le Cancer (CIRC) a officiellement classé la viande rouge dans la catégorie des aliments cancérigènes. Une chose est sûre : une consommation excessive de viande, surtout rouge, entraîne la production de déchets acides qui font le lit de l'inflammation.

Cependant, la viande renferme des protéines dont les composants essentiels, les acides aminés, contribuent à certains mécanismes impliqués de manière secondaire dans la douleur. L'isoleucine et la leucine, par exemple, accélèrent la cicatrisation des tissus altérés. La lysine et la thréonine favorisent la production des cellules immunitaires qui nous protègent contre les infections. La phénylalanine s'oppose à la dégradation des endorphines, nos hormones endogènes antidouleur. Pour ne citer que quelques exemples.

Alors contentez-vous de diminuer votre consommation de viande (trois à quatre fois par semaine) et de privilégier les protéines légères (surtout la volaille).

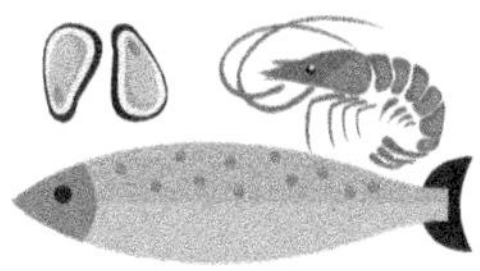

## 2. Misez sur les produits de la mer : poissons, coquillages, crustacés...

C'est la meilleure alternative à la viande. Les produits de la mer apportent des protéines de très bonne qualité, contenant tous les acides aminés indispensables. Mais contrairement à la viande, qui contient généralement des acides gras saturés néfastes pour vos artères (surtout la viande rouge), ils renferment des acides gras insaturés à l'action anti-inflammatoire.

Les poissons blancs sont beaucoup plus maigres, mais leurs acides gras sont de bonne qualité. Quant aux coquillages et aux crustacés, ce sont des mines de minéraux qui s'opposent aux substances acides en les alcalinisant. Alors inscrivez des produits de la mer à vos menus aussi souvent que possible.



## 3. Allez-y doucement avec les sucres !

Surtout lorsqu'ils sont raffinés comme le sucre blanc. Abstenez-vous de manger des sucreries : bonbons, pâte à tartiner chocolatée, sodas... Pour édulcorer vos desserts, préférez les sucres moins acidifiants, comme celui de fleur de coco ou le sirop d'agave. Voire du sucre de canne complet, très riche en minéraux alcalinisants. Et gardez la main légère.

Qui dit « sucre » ne parle pas seulement des aliments de saveur sucrée. Les céréales sont également acidifiantes lorsqu'elles sont raffinées : pain blanc, riz blanc, biscottes... Et que dire des gâteaux qui associent céréales et sucre raffinés ?

Pourtant, nous avons besoin de ces précieux glucides qui constituent notre principale source d'énergie. Pour ne pas acidifier votre organisme, vous allez privilégier les céréales complètes (pain, pâtes, riz…) qui ont un impact quasi neutre sur l'acidité intérieure. Pensez aussi aux légumineuses (haricots, lentilles, pois chiches…). En associant les unes et les autres, vous obtiendrez même des protéines végétales complètes. Une alternative intéressante pour ceux qui n'aiment ni la viande ni le poisson.

## 4. Préférez les huiles végétales pour la cuisson et l'assaisonnement

Sur le plan de l'acidification proprement dite, elles sont à peu près neutres. Mais elles renferment des substances antioxydantes et anti-inflammatoires qui s'opposent aux effets de l'acidification interne. Avec une mention spéciale pour les précieux oméga 3 (les plus anti-inflammatoires), que l'on trouve notamment dans les poissons gras, les huiles végétales et les fruits secs oléagineux.

Mais attention : si certaines huiles conviennent à la cuisson car leurs acides gras supportent bien la chaleur, d'autres doivent être consommés crues. Pour la cuisson, privilégiez les huiles d'olive et de colza. Utilisez les autres crues (noix, sésame, argan, carthame…), en assaisonnement. Seules quelques huiles sont à éviter car elles contiennent des composants pro-inflammatoires : arachide et tournesol. Mieux vaut les éviter.

## 5. Attention aux fromages affinés ou à pâte dure

Le parmesan, par exemple, fait partie des aliments les plus acidifiants qui soient. En règle générale, préférez les fromages frais dont le potentiel acidifiant est beaucoup plus raisonnable. Vous pouvez aussi consommer les yaourts en dessert, à condition de les sucrer avec un sucre peu acidifiant.

## 6. Mangez des fruits et légumes frais à tous les repas

Les légumes frais (ou surgelés nature lorsque vous êtes pressé) contiennent des minéraux en quantité, qui compensent l'acidité générée par les produits animaux et les sucres. Ils apportent aussi des vitamines et minéraux antioxydants qui s'opposent à l'action destructrice des radicaux libres. Sans parler des fibres qui améliorent le transit et entretiennent la flore intestinale. Un must ! Ils sont indispensables tous les jours.

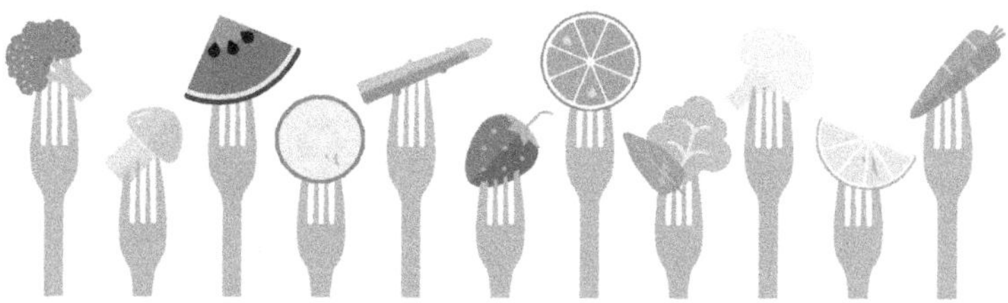

Les fruits frais apportent eux aussi minéraux et vitamines indispensables. Certes, ils sont sucrés, mais leur effet acidifiant est compensé par cet apport nutritionnel. Deux à trois portions de fruits par jour constituent un apport raisonnable.

## 7. Cuisinez en douceur

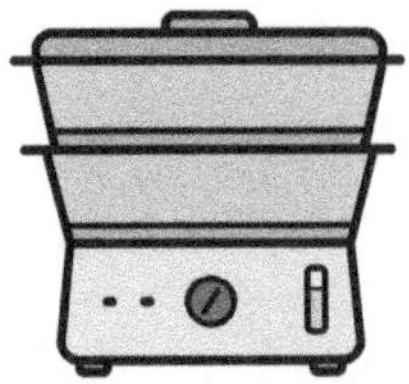

Selon la manière dont vous cuisinez, les précieux nutriments cachés dans vos aliments seront plus ou moins disponibles, facilement assimilables et surtout préservés. Certains sont très sensibles à la chaleur, comme les acides gras essentiels ou les vitamines. D'autres résistent mieux, mais ont une fâcheuse tendance à s'enfuir dans l'eau de cuisson si vous faites cuire vos légumes à l'eau.

L'idée n'est pas d'entrer dans une relation obsessionnelle avec l'alimentation, mais juste de prendre de meilleures habitudes. Et les modes de cuisson que vous utilisez couramment en font partie. Vous allez apprendre à éviter ceux qui endommagent les nutriments (grandes fritures, grillades au barbecue, four très chaud...) pour privilégier ceux qui les libèrent sans les abîmer (vapeur douce, four tiède...).

Évitez aussi la cuisson à l'eau pour les légumes car les minéraux ont la fâcheuse habitude de migrer dans l'eau de cuisson. Exception faite des potages, bien sûr, puisque vous consommez aussi cette eau de cuisson chargée en minéraux.

## 8. Parfumez vos plats !

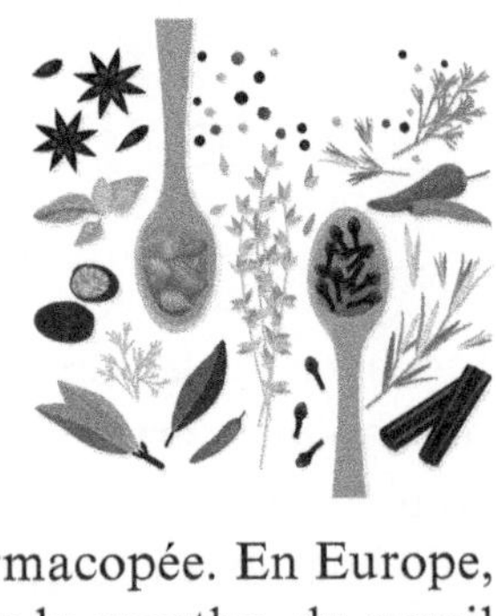

Les épices et les aromates ravissent le palais et suffisent à transformer, en un tournemain, un plat banal en véritable régal. Ce n'est pas tout. Au-delà de cet aspect purement gustatif, les épices et les aromates sont de vraies médicinales. Dans toutes les traditions, ces substances végétales font partie de la pharmacopée. En Europe, on connaît bien les vertus du basilic ou de la menthe, du persil ou de la coriandre. Ailleurs, ce sont le gingembre, le safran ou le curcuma que l'on utilise aujourd'hui encore pour leurs bienfaits.

Pour atténuer les phénomènes douloureux, misez surtout sur les aromates et épices anti-inflammatoires.

***Le curcuma***

C'est le n° 1. De nombreuses études ont montré que ses composants principaux, les curcumines, ont un effet anti-inflammatoire majeur. La tradition médicale de l'Inde ancienne, l'ayurvéda, préconise cette épice pour lutter contre les douleurs, notamment articulaires. Le curcuma est d'autant plus anti-inflammatoire qu'il est associé à du poivre noir.

***Le gingembre***

Il est également anti-inflammatoire et antidouleur. En 2001, une équipe de chercheurs américains a étudié un groupe de patients atteints d'arthrose à qui ils ont donné chaque jour l'équivalent d'une demi-cuillerée à café de gingembre frais. Résultat : moins de raideurs articulaires et surtout moins de douleurs, preuve que l'inflammation de leurs tissus articulaires a régressé.

***Le piment***

Il contient de la capsaïcine, un composé qui atténue de manière significative les messages douloureux. Cet effet a été confirmé par de nombreuses études. Les piments les plus piquants, comme le piment de Cayenne, sont les plus riches en capsaïcine et donc les plus actifs. Ceux qui en contiennent moins, comme le piment d'Espelette, sont donc moins actifs. Mais vous pouvez en mettre davantage dans vos plats sans que votre palais s'incendie à la première bouchée.

***Le thym et le romarin***

Ils renferment eux aussi diverses substances qui s'opposent à l'inflammation des tissus et donc à la douleur.

***Les aromates frais (menthe, basilic, persil, coriandre...)***

Ils en contiennent aussi, mais en moins grande quantité.

# LES 10 ALIMENTS QUI VOUS AIDERONT À AVOIR MOINS MAL

Certains aliments sont particulièrement actifs sur le plan de la douleur et de l'inflammation. Ce sont surtout des végétaux, mais pas seulement… Voici une sélection qui vous aidera à mieux gérer vos douleurs, à condition de les consommer régulièrement.

## 1. Le citron : l'antiacide par excellence

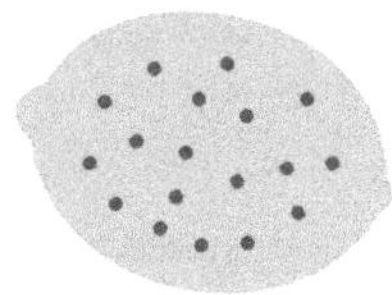

Non seulement c'est une bonne source de vitamine C (toujours utile, notamment pour stimuler la cicatrisation des tissus), mais c'est aussi un antiacide exceptionnel. Rappelez-vous : les acides organiques qu'il contient se transforment en substances alcalinisantes (notamment du bicarbonate) au contact des sucs digestifs.

Un jus de citron allongé d'eau, pris le matin à jeun en cure de deux à trois semaines (à chaque changement de saison), fera le plus grand bien à vos tissus en limitant l'acidité qui les agresse. Comme le citron est, en plus, légèrement diurétique, il favorise l'élimination rénale des déchets, notamment les cristaux acides qui se nichent parfois dans les articulations et y causent des douleurs vives.

**EN PRATIQUE**

Outre la cure saisonnière, vous pouvez utiliser chaque jour du jus de citron en cuisine.

- *Dans vos sauces* de salades, à la place du vinaigre.
- *Pour relever certains plats* : poissons, crustacés, volailles, poêlée de riz, légumes à l'étouffée, salade de fruits…

## 2. L'ananas : l'empereur des anti-inflammatoires naturels

Il est incontournable. Ce fruit contient du manganèse, un oligo-élément à la fois antioxydant et anti-inflammatoire. En plus, l'ananas renferme une substance spécifique, la broméla\u00efne, qui agit contre l'inflammation en modifiant la synthèse des prostaglandines. Ce sont des molécules présentes sous plusieurs formes dans l'organisme. Schématiquement, certaines sont pro-inflammatoires (elles favorisent l'inflammation), d'autres sont anti-inflammatoires (elles s'y opposent). La broméla\u00efne stimule celles de la deuxième catégorie. Elle est beaucoup plus abondante dans la tige et les feuilles de l'ananas, qui sont difficilement comestibles. Dommage ! Mais la chair en contient tout de même suffisamment pour que vos douleurs refluent.

**EN PRATIQUE**

• *L'ananas frais* se déguste cru, bien sûr, en dessert. Vous pouvez en faire des tartes, des salades de fruits… Il parfume agréablement une compote de pommes, de poires ou de pêches.
• *N'oubliez pas que vous pouvez aussi le cuisiner* en version sucré-salé, avec des filets de volaille et du curry par exemple.
• *Évitez les ananas en boîte.* Non seulement ils sont beaucoup plus sucrés, mais la teneur en broméla\u00efne est moins importante.

## 3. La grenade : antidouleur avant tout

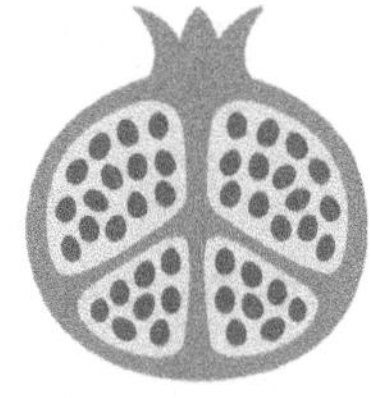

Les grains de ce gros fruit, à l'écorce dure comme du cuir, renferment de la punicalagine qui jugule les réactions inflammatoires. Une étude menée sur des souris en 2008, a clairement montré qu'il suffit de dix jours de consommation régulière pour que les messages douloureux soient diminués de 70 %. Et en plus, c'est bon !

**EN PRATIQUE**

• *Lorsque vous trouvez sur les marchés des grenades mûres* (leur écorce doit être bien rouge), dégustez leurs grains avec un peu d'eau de fleur d'oranger. C'est délicieux, bien qu'un peu long à préparer car il faut prélever les grains et les débarrasser de la peau blanchâtre qui les sépare de l'écorce.

• *Le reste du temps, consommez du jus de grenade bio* (de préférence le matin) ou utilisez-le en cuisine. Sa saveur acidulée se marie bien avec les volailles et les viandes blanches. Mais ne le faites pas cuire, ajoutez-le en fin de préparation juste le temps qu'il chauffe.

## 4. Les choux : halte aux messagers inflammatoires !

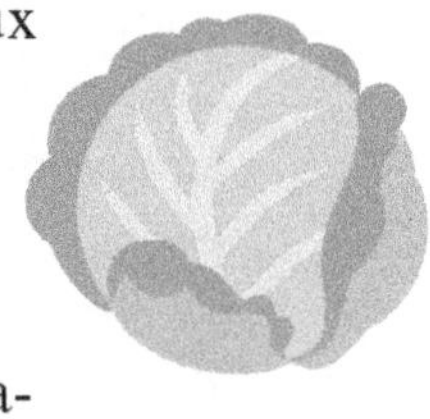

D'innombrables études ont montré que les choux veulent du bien à notre santé. Certains ont même des vertus protectrices contre plusieurs formes de cancer. C'est dire ! Ces recherches ont révélé que tous les choux (vert, rouge, fleur…) renferment des glucosinolates qui bloquent les réactions inflammatoires. Une mention spéciale pour le brocoli : c'est le plus riche en sulforaphane, une substance qui inhibe les agents de l'inflammation locale. Nombre de douleurs n'y résistent pas !

**EN PRATIQUE**

• *Dans l'idéal,* il faudrait manger des choux au moins deux ou trois fois par semaine.
• *Consommez-les de préférence crus, en salade.* C'est le meilleur moyen de faire le plein de substances bénéfiques.
• *Si vous les faites cuire,* préférez la vapeur ou les plats à l'étouffée qui respectent le mieux leurs nutriments essentiels.

## 5. Les haricots blancs : le plein de minéraux alcalinisants

Toutes les légumineuses (pois chiches, fèves, lentilles…) sont d'excellents aliments qui fournissent des glucides, des protéines végétales et nombre de minéraux. Inscrivez-les régulièrement à vos menus, avec une mention spéciale pour les haricots blancs. Ils sont particulièrement riches en potassium, mais aussi en calcium, magnésium, fer… De quoi neutraliser l'acidité de la viande ou du poisson que vous mangez au cours du même repas.

**EN PRATIQUE**

• *Si vous êtes pressé, consommez des haricots blancs en conserve,* au naturel (pas cuisinés). Il suffit de les égoutter avant de les assaisonner d'une vinaigrette aux herbes (persil, basilic, coriandre…) ou aux épices (curcuma, cumin). Ils sont également très rapides à réchauffer.
• *Lorsque vous avez le temps, préférez les haricots secs* qu'il faut faire tremper avant usage (au moins 12 heures, voire 24), puis cuire environ une heure. Salez en fin de cuisson.
• *Quant aux haricots frais, leur saison est courte.* Mais ils cuisent plus rapidement, sont plus tendres et ne nécessitent pas de trempage. Alors ne les laissez pas passer !

## 6. L'huître : la protection venue de la mer

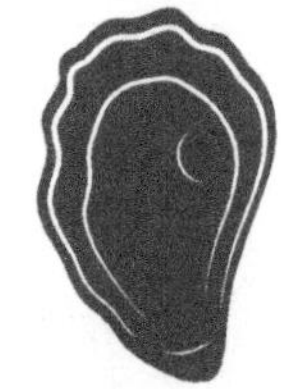

Ce coquillage fournit à l'organisme des protéines de bonne qualité (et donc des acides aminés antidouleur), des acides gras à l'action anti-inflammatoire (en petite quantité), et surtout un large éventail de minéraux alcalinisants qui compensent son effet légèrement acidifiant. Parmi eux, le zinc dont l'huître est l'un des meilleurs fournisseurs. Cet oligo-élément est à la fois antiacide et anti-inflammatoire. Un double effet auquel vos douleurs ne résisteront pas.

**EN PRATIQUE**

• *Bien sûr, vous pouvez déguster vos huîtres crues*, avec un filet de citron ou de vinaigre à l'échalote et un tour de moulin à poivre. C'est l'idéal en termes de nutrition.

• *Mais n'oubliez pas que les huîtres peuvent aussi se cuisiner*. Le plus simple : les gratiner 5 minutes au four après les avoir couvertes d'une préparation à base de crème végétale (de coco, de riz, de soja...) et d'herbes ou d'épices. C'est simple, rapide et délicieux.

## 7. Le saumon : pour faire le plein d'oméga 3 anti-inflammatoires

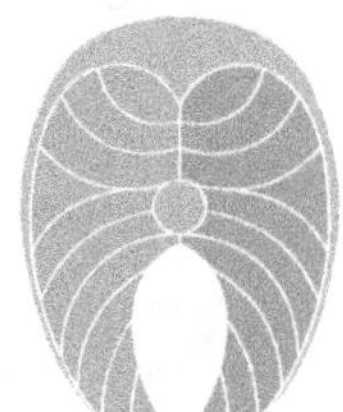

Nous aurions pu tout aussi bien vous parler des sardines, des maquereaux, des anchois... Tous ces poissons gras fournissent des oméga 3 à l'action anti-inflammatoire. Certes, ce sont des aliments légèrement acidifiants, mais la présence de ces acides gras compense cet effet délétère en bloquant les prostaglandines pro-inflammatoires. Ces poissons, saumon en tête, fournissent également de nombreux minéraux alcalinisants. Que demander de plus ?

**EN PRATIQUE**

• *Vous pouvez en manger souvent* car il existe une infinité de manières de le (les) cuisiner.
• *Crus, hachés finement au couteau,* arrosés d'un filet de citron, les poissons gras donnent de délicieux tartares. Coupé en fines tranches, vous pouvez aussi préparer le saumon en carpaccio.
• *Cuit à la vapeur,* ce poisson conserve à la fois sa saveur et ses bons nutriments.
• *Pensez aussi aux papillotes* ou à la cuisson à l'unilatérale (à la poêle sur un seul côté).
• *Vous pouvez l'émietter* une fois cuit pour le mélanger à des pâtes ou à du riz. Bref : difficile d'en faire le tour.

## 8. La tomate : un antidouleur rafraîchissant

En 2008, une étude menée par des chercheurs italiens a montré l'effet positif de la consommation régulière de tomates sur les douleurs rhumatismales. Et pour cause : ce légume très courant (que l'on peut mettre à toutes les sauces !) est bourré de substances anti-inflammatoires et de minéraux alcalinisants. En plus, la tomate fournit du potassium qui accélère l'élimination des déchets. De quoi vous protéger efficacement contre vos douleurs chroniques, surtout à la belle saison car elle est très rafraîchissante.

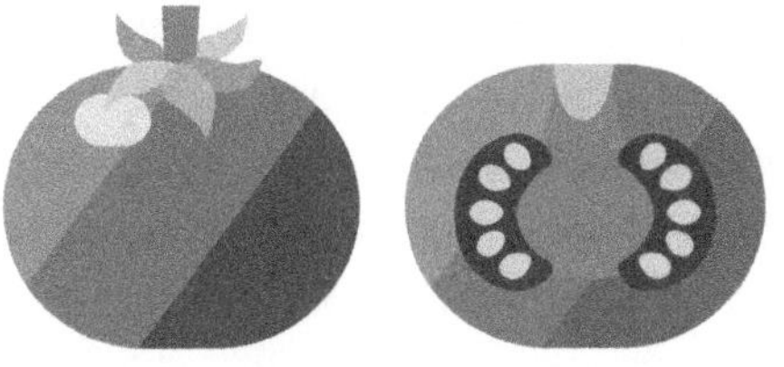

**EN PRATIQUE**

• *La tomate est aussi efficace cuite que crue.* Certains de ses composants gagnent en biodisponibilité à la cuisson, comme le lycopène qui est un antioxydant majeur. Les autres (notamment les vitamines) sont plus abondantes lorsqu'on la déguste crue.

• *Alors vive les sauces tomate,* avec des oignons et des aromates, les tomates farcies ou à la provençale, mais aussi les salades de tomates à la feta ou à la mozzarella... Le choix est immense.

## 9. La banane : rassasiante et antiacide

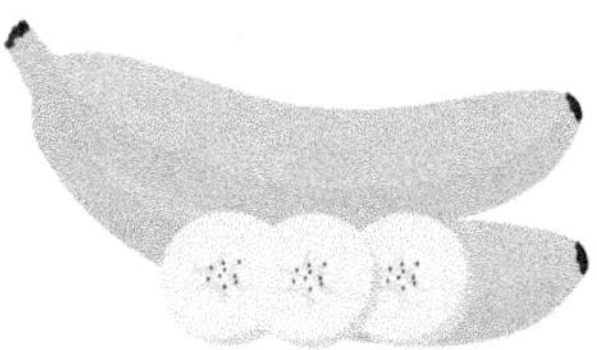

Potassium, magnésium, calcium, fer... La banane est une vraie mine de minéraux alcalinisants. Du coup, malgré les sucres qu'elle contient, elle n'est pas acidifiante. Au contraire ! C'est un excellent aliment antistress, ce qui constitue un atout supplémentaire puisque le stress intensifie à la fois la perception des douleurs et l'acidification des tissus. Comme elle est très rassasiante, elle constitue un en-cas parfait, en lieu et place de quelques sucreries...

**EN PRATIQUE**

• *Plus la banane est mûre,* plus elle est riche en sucres. Préférez celles qui sont encore fermes, avec une peau bien jaune et sans taches noires.

• *Tranchée, la banane donne de la consistance* aux salades de fruits et même à certaines entrées sucrées-salées.

• *En version salée,* une purée de banane assaisonnée de gingembre et de piment anti-inflammatoires change un peu des saveurs quotidiennes, en accompagnement d'une viande blanche ou d'un poisson.

## 10. La châtaigne : exceptionnellement alcalinisante

Les grandes forêts de châtaigniers ont fait, pendant des siècles, la fierté des montagnes d'Ardèche et de Corse. Ces grands arbres fournissaient un fruit riche en glucides, que l'on utilisait autrefois à la place des céréales trop rares dans ces régions. De fait, la châtaigne possède une action alcalinisante exceptionnelle. Elle est très riche en minéraux et en oligo-éléments qui s'opposent aux substances acides : potassium, phosphore, magnésium, calcium, fer, manganèse, cuivre, zinc… L'heure est venue de la réhabiliter.

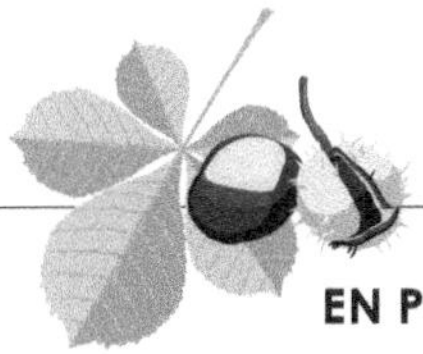

**EN PRATIQUE**

• *Vous pouvez manger des châtaignes nature,* bouillies (leur écorce épaisse empêche la fuite des minéraux) ou grillées. Incisez-les légèrement avant la cuisson pour éviter qu'elles éclatent.

• *Elles accompagnent délicieusement les volailles,* sautées dans leur jus après avoir été précuites à l'eau. Vous pouvez aussi utiliser des châtaignes en conserve, au naturel.

• *On tire des châtaignes une farine* qui remplace avantageusement celles de blé pour toutes les préparations courantes : pain maison, gâteaux, crêpes, sauces épaisses… Elle leur donne une petite saveur très agréable.

Ces petits réglages alimentaires constituent une base nutritionnelle, surtout si vous souffrez de douleurs chroniques ou récurrentes. Pendant les poussées douloureuses, les autres stratégies que vous mettrez en place donneront un résultat plus rapide et durable. Et le reste du temps, votre organisme débarrassé de son excès d'acidité s'en portera globalement mieux !

CHAPITRE 5

# LES 14 ANTIDOULEURS NATURELS LES PLUS EFFICACES

Cette approche globale de la souffrance ne doit pas vous priver du simple recours aux soins naturels, qui se révèlent efficaces dans de nombreux cas. Ils peuvent se suffire à eux-mêmes pour soulager les douleurs courantes, ou s'ajouter aux soins précédents lorsque le problème est intense, récurrent et/ou chronique.

Vous allez donc maintenant faire connaissance avec quelques incontournables de la lutte antidouleur au naturel. Certains sont d'une étonnante simplicité, comme la chaleur, le froid ou l'activité physique. D'autres sont des produits, comme le bicarbonate ou l'argile. D'autres encore sont issus du monde végétal, comme les plantes ou les huiles essentielles, ou viennent des médecines énergétiques orientales, comme la réflexologie ou le yoga. Dans le chapitre qui suit, vous trouverez des recettes adaptées à chaque type de douleur. Pour l'heure, voici une présentation de ces solutions naturelles, de leurs sphères d'action et de leurs modalités d'usage…

## 1. LES APPLICATIONS DE CHALEUR

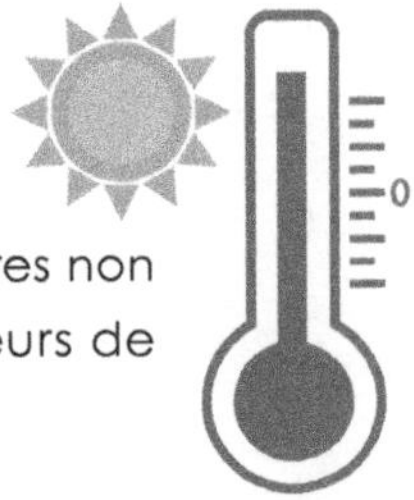

☞ ***Domaines de prédilection :*** douleurs articulaires non inflammatoires, douleurs musculaires, douleurs de règles, douleurs abdominales...

La pose d'une simple bouillotte ou d'un cataplasme chauffant se révèle très efficace pour soulager certaines douleurs. Ce n'est pas une lubie de grand-mère ! Car la chaleur agit à plusieurs niveaux. D'abord, elle décontracte les muscles qui entourent la région douloureuse. C'est un atout très précieux lorsque la souffrance nous incite à crisper nos muscles dans une sorte de réaction réflexe. En outre, la chaleur dilate les vaisseaux sanguins qui irriguent la zone douloureuse. Ce faisant, elle permet aux molécules antidouleur naturelles sécrétées par l'organisme de circuler plus vite et d'agir de manière plus efficace. En même temps, l'évacuation des déchets tissulaires dans cette zone s'accélère. De quoi soulager rapidement les douleurs légères.

Mais attention : la chaleur convient aux douleurs qui ne sont pas liées à une inflammation importante des tissus. Pour le vérifier, regardez la zone douloureuse : elle doit être plutôt pâle et fraîche au toucher.

**EN PRATIQUE**

• *La bonne vieille bouillotte :* il suffit de la remplir d'eau très chaude et de l'entourer dans une serviette avant de la poser sur la peau afin de ne pas risquer de vous brûler. Dès que la bouillotte devient tiède, remplissez-la à nouveau.

• *Les applications chaudes :* si vous n'avez pas de bouillotte sous la main, chauffez un linge de coton ou de laine (si possible de la flanelle) avec un fer à repasser, puis posez-le sur la zone douloureuse. L'effet est plus transitoire et il faut réchauffer le tissu au bout de quelques minutes seulement.

• *Le sèche-cheveux* : réglez le flux d'air chaud de manière qu'il ne soit pas trop brûlant, et dirigez-le sur la zone douloureuse. Continuez aussi longtemps que nécessaire et répétez dès que vous en ressentez le besoin.

• *Les bains chauds* : ils sont utiles pour décontracter les zones étendues, notamment le dos. Il faut que l'eau soit suffisamment chaude, mais pas trop afin de ne pas fatiguer votre système cardiovasculaire (l'eau très chaude accélère le rythme cardiaque). Quelques huiles essentielles bien choisies peuvent ajouter leur effet thérapeutique au bain (voir plus loin, p. 97).

• *Les cataplasmes et les emplâtres chauds* : argile, plantes, légumes... peuvent servir à préparer des cataplasmes (voir plus loin, p. 95). Si vous les préparez avec des ingrédients très chauds, les principes actifs qu'ils contiennent se diffuseront plus vite dans les tissus. L'action calmante de la chaleur permettra aussi un effet plus rapide.

## 2. LES APPLICATIONS DE FROID

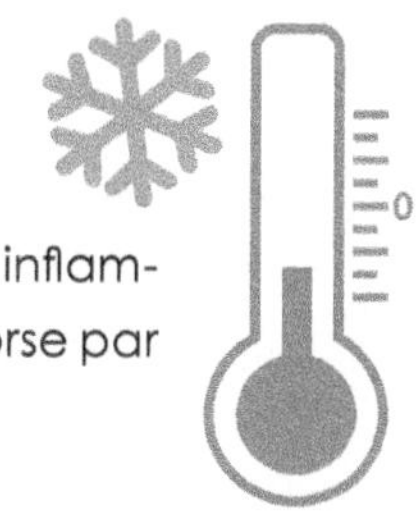


☞ ***Domaines de prédilection :*** douleurs articulaires inflammatoires, douleurs associées à un œdème (entorse par exemple), maux de tête, ecchymoses...

Le froid a un effet diamétralement opposé à celui de la chaleur. Les vaisseaux sanguins rétrécissent, ce qui ralentit la circulation sur la zone exposée. Ce ralentissement circulatoire aide à neutraliser l'inflammation locale, ce qui atténue la douleur et favorise le dégonflement en cas d'œdème. En outre, le froid a une action anesthésiante, très fugace certes, mais parfois bien utile.

Pour vérifier que la douleur est clairement inflammatoire, regardez la zone douloureuse : elle est plutôt rouge et chaude au toucher.

**EN PRATIQUE**

- *La poche à glace :* elle ressemble à une bouillotte, à ceci près qu'on la remplit de glaçons avant de la poser sur la zone douloureuse.
- *Un simple sac en plastique :* si vous n'avez pas de poche à glace, prenez un simple petit sac en plastique comme on en donne encore dans les rayons fruits et légumes des supermarchés ou sur les marchés, puis remplissez-le de glaçons. Enveloppez-le dans un torchon avant de le poser sur la peau afin que l'effet ne soit pas trop désagréable.
- *Les applications glacées :* mouillez un linge de coton (un torchon propre, un grand mouchoir, un foulard...). Essorez-le bien puis placez-le 5 à 10 minutes au congélateur. Posez ensuite sur la région douloureuse et laissez tiédir. Si vous imbibez votre linge avec un produit à effet thérapeutique (une infusion de plante par exemple), celui-ci s'ajoutera à l'action directe du froid.
- *Les cataplasmes et les emplâtres glacés :* de la même manière, si vous préparez vos cataplasmes et vos emplâtres (argile, plantes, fruits et légumes...) avec des ingrédients glacés, vous jouerez en même temps sur les deux tableaux : le froid amplifiera leurs effets.

## 3. L'ARGILE

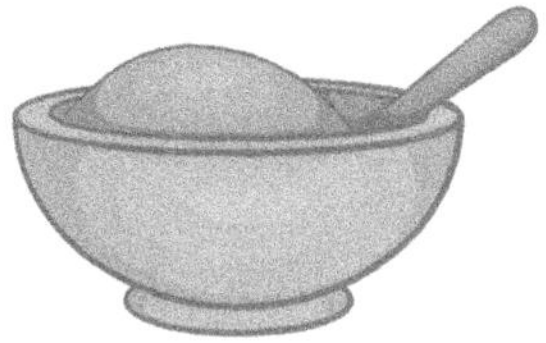

☞ ***Domaines de prédilection :*** douleurs digestives, douleurs abdominales, douleurs articulaires et musculaires…

En cataplasme, l'argile est décontractante et soulage les crispations musculaires. Elle possède un fort pouvoir absorbant : elle attire vers elle les déchets retenus dans les tissus. L'argile est aussi une source importante de minéraux, qu'elle diffuse dans l'organisme à travers la barrière de la peau. Elle ajoute ainsi à son palmarès une action reminéralisante. Enfin, elle est cicatrisante et apaisante (en cas de brûlure gastrique par exemple).

Vous pouvez aussi l'utiliser par voie orale (voir ci-après). Dans ce cas, elle assainit toute la sphère digestive grâce à son pouvoir absorbant. Elle permet notamment d'évacuer les gaz responsables des ballonnements douloureux et d'atténuer la brûlure en cas d'acidité gastrique.

Il existe différents types d'argile, reconnaissables à leur couleur : jaune, rose, rouge, verte, blanche. Même si c'est leur structure minérale qui leur confère cette teinte, leur composition reste très proche. En matière de santé, on utilise surtout la verte en usage externe, et la blanche lorsqu'il s'agit de l'avaler. À choisir de préférence séchée au soleil, et non au four.

**EN PRATIQUE**

D'une manière générale, ne préparez pas votre boisson ou votre enveloppement avec des ustensiles en métal. Préférez une cuillère en bois et un verre ou un bol en faïence.

→

**Pour la voie interne.** Vous avez deux solutions : le lait d'argile ou l'eau d'argile.

• *Pour préparer du lait d'argile* : le soir, versez 1 cuillerée à café de poudre d'argile blanche dans un verre d'eau de source à température ambiante. Laissez reposer toute la nuit. Le matin, remuez afin de mélanger la terre et l'eau (avec une cuillère en bois ou en matière plastique, pas en métal) puis buvez.

• *Pour préparer de l'eau d'argile* : procédez de la même manière, mais ne remuez pas la préparation avant de l'avaler. Ainsi, vous n'absorberez pas la terre, mais seulement l'eau dans laquelle elle a reposé. L'effet est moins puissant, mais la sensation en bouche est moins désagréable.

• *Attention* : le lait d'argile est efficace contre les diarrhées, mais il est constipant. Évitez si vous êtes sujet à ce problème. Dans ce cas, préférez la simple eau d'argile ou l'application externe, selon l'effet désiré.

**Pour l'application externe.**

• *Dans un récipient,* versez de l'argile verte en poudre (la quantité dépend de la surface à couvrir). Ajoutez un peu d'eau chaude et mélangez avec une cuillère en bois, de manière à obtenir une pâte assez épaisse pour qu'elle ne coule pas, et assez fluide pour pouvoir facilement l'étaler.

• *Appliquez cette préparation* en couche épaisse sur la zone à traiter : sous le sternum si vous souffrez de brûlures d'estomac, sur une articulation douloureuse, sur le bas-ventre s'il s'agit de douleurs de règles...

• *Recouvrez avec un linge* et maintenez en place avec un bandage élastique. Laissez agir 30 minutes, puis rincez à l'eau tiède.

• *Vous pouvez éventuellement* ajouter à la préparation quelques gouttes d'une huile essentielle que vous choisirez en fonction de vos troubles. À verser dans l'eau chaude, avant de l'ajouter dans la poudre d'argile (voir plus loin, p. 97).

## 4. LE BICARBONATE

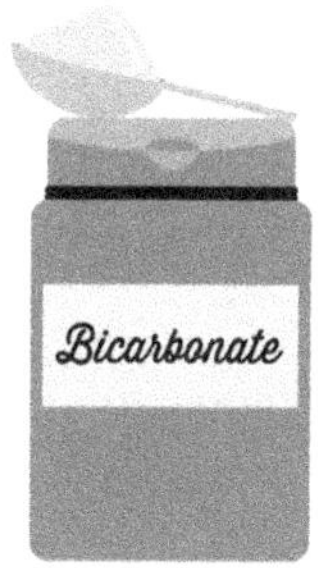


☞ ***Domaines de prédilection :*** douleurs digestives (notamment les brûlures gastriques).

Cette discrète poudre blanche ressemble à du sel fin. Le bicarbonate que nous utilisons est un dérivé du sodium (rien à voir avec la soude, hautement corrosive). Ce « bicarbonate de sodium » est une substance naturelle, proche du natron dans lequel les anciens Égyptiens plongeaient le corps des pharaons afin de les dessécher avant de les momifier pour préparer le voyage de leur âme vers l'éternité.

Aujourd'hui, le bicarbonate que nous employons couramment (ses usages sont très divers) est produit de manière industrielle. À l'arrivée, le produit contient du sodium (sel), du carbone, de l'hydrogène et de l'oxygène. C'est tout !

La principale vertu du bicarbonate, en termes de digestion, c'est son effet antiacide immédiat. Il neutralise rapidement l'acidité dans l'estomac en cas de brûlure digestive ou de reflux gastro-œsophagien. Non content de faire taire les symptômes désagréables, il fluidifie la digestion en rééquilibrant globalement le milieu interne du tube digestif (notamment la flore microbienne qui est agressée par l'excès d'acidité).

**EN PRATIQUE**

Vous trouverez dans le commerce, en pharmacie, parapharmacie, supermarchés et droguerie (le bicarbonate a aussi des usages domestiques), des poudres de bicarbonate plus ou moins fines. Pour l'usage interne qui nous intéresse →

ici, préférez le bicarbonate « de cuisine » ou « alimentaire », plus fin, qui se dissout plus rapidement.

- *Versez 1 cuillerée à café* de bicarbonate dans un demi-verre d'eau de source à température ambiante.
- *Mélangez* afin que la poudre se dissolve dans l'eau, et buvez immédiatement.
- *Vous pouvez mélanger* le bicarbonate avec d'autres produits : citron, infusion de plante... Ne vous inquiétez pas s'il mousse : c'est qu'il a rencontré une substance acide. Cela ne perturbe en rien son efficacité.
- *Il peut aussi servir de base* pour diluer les huiles essentielles avant de les verser dans l'eau du bain (voir plus loin, p. 97).
- *Il n'y a pas de contre-indication* au bicarbonate.

## 5. LES TISANES DE PLANTES

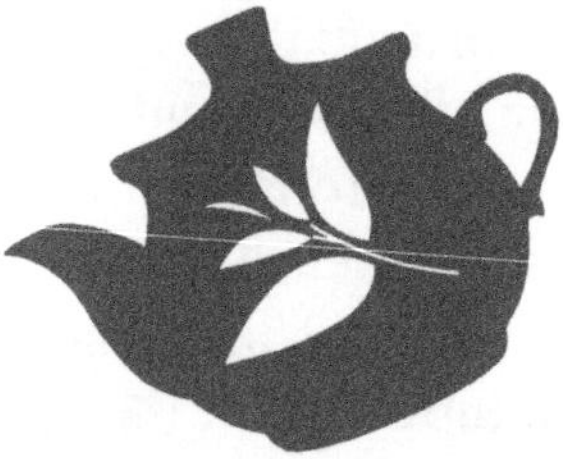

☞ ***Domaines de prédilection :*** toutes les douleurs sont concernées, en fonction de la plante choisie.

L'usage des plantes a beau être ancestral, il reste toujours d'actualité. Il ne passe pas un mois sans qu'au fond d'un laboratoire, une plante soit confirmée dans son usage traditionnel, voire que celui-ci soit élargi à de nouvelles affections. Ainsi, en 2013, une équipe de l'institut des neurosciences de Grenoble* a collaboré avec des chercheurs de l'Université de Buéa au Cameroun. Leur sujet de recherche : les vertus thérapeutiques d'un petit arbre africain,

* En association avec l'Inserm (Institut national de la santé et de la recherche médicale) et du CNRS (Centre national de la recherche scientifique).

le *Nauclea latifolia*. Ils ont vérifié les utilisations locales des feuilles et de la sève. Mais parvenus aux racines, les scientifiques ont fait une découverte inattendue : elles renferment en grande quantité une molécule identique à celle du Tramadol, un médicament tiré de la morphine très largement prescrit pour soulager les douleurs intenses.

Cela confirme que la phytothérapie est une alliée de notre santé ! De nombreuses plantes ont une efficacité vérifiée et contrôlée sur la douleur. Certaines renferment des substances salicyliques (l'aspirine a été produite en les copiant), d'autres anti-inflammatoires. D'autres encore sont antiacide, anti-insomnie (rappelez-vous qu'un bon sommeil est indispensable pour que les traitements antidouleur soient efficaces), digestives…

Chaque plante possède une composition unique, associant plusieurs dizaines de substances dont les effets se potentialisent et se régulent. Cela ne signifie pas que vous pouvez utiliser ces végétaux n'importe comment. Comme toutes les substances actives, elles peuvent avoir des effets secondaires. Mais ceux-ci sont infiniment moins puissants qu'avec les molécules médicamenteuses car chaque composant de la plante agit en synergie avec les autres.

Les tisanes (infusions ou décoctions) constituent la voie royale d'utilisation des plantes. C'est la manière la plus simple de bénéficier de leurs vertus antalgiques et anti-inflammatoires. Selon la partie de la plante utilisée (feuilles, sommités fleuries, racines, branches…), et selon la consistance de ses feuilles (fines et souples ou épaisses et fermes), le traitement sera différent. Infusion ou décoction : voilà le choix qui vous est proposé.

**EN PRATIQUE**

• *Pour faire une infusion* : il faut d'abord faire chauffer de l'eau. Puis, dès qu'elle frissonne (avant l'ébullition), versez-la sur les plantes. Laissez infuser entre 3 et 10 minutes (selon la plante) puis filtrez et buvez, de préférence nature. Certaines plantes à la saveur amère ou désagréable ont besoin d'être sucrées. Utilisez alors de préférence un peu de miel liquide ou de sirop d'agave. Les plantes ayant macéré dans l'eau peuvent ensuite être appliquées en cataplasme ou en compresses (voir ci-après, p. 95).

• *Pour faire une décoction* : les plantes doivent être placées dans l'eau froide. Elles sont souvent hachées, surtout s'il s'agit de branches ou de racines particulièrement fermes. Il suffit ensuite de faire chauffer le mélange. Une fois arrivé tout près de l'ébullition, baissez le feu et laissez frissonner un temps variable selon la plante : de quelques secondes à une heure, voire davantage. Plus la structure est ferme, plus le temps de cuisson est long. Certaines plantes ont besoin d'un temps de trempage dans l'eau froide avant d'être chauffées. Ensuite, comme pour une infusion, il suffit de filtrer (immédiatement ou après quelques minutes) et de consommer, nature ou sucré avec un peu de miel ou de sirop d'agave.

• *Les plantes traitées* en décoction sont davantage « vidées » de leurs principes actifs que celles préparées en infusion. Elles se prêtent donc moins bien aux cataplasmes. Mais la décoction elle-même peut être employée pour imbiber des compresses (voir ci-après, p. 95).

## 9 grandes plantes antidouleur

Voici quelques plantes aux vertus antidouleur confirmées depuis des siècles. Choisissez en fonction de la nature de vos douleurs.

### *L'écorce de saule : contre toutes les douleurs*

C'est un très ancien remède, qui fait partie de la pharmacopée traditionnelle des pays occidentaux depuis des siècles. L'écorce de saule agit comme anti-inflammatoire et antidouleur (elle agit sur le trajet de l'information douloureuse). Elle contient des salicylates, substances qui ont contribué à la naissance de l'aspirine. Ces salicylates agissent de la même manière que ce médicament, mais cette action, un peu moins puissante, est plus naturelle. Attention cependant : les personnes allergiques à l'aspirine peuvent présenter des réactions à l'écorce de saule.

**EN PRATIQUE**

- *L'écorce de saule se consomme* en décoction.
- *Comptez 1 cuillerée à soupe* d'écorce séchée pour 25 cl d'eau froide.
- *Cuisson :* 2 minutes.
- *Infusion :* 10 minutes.
- *3 bols* par jour.
- *Vous pouvez aussi* consommer l'écorce de saule sous forme de poudre de plante (en gélules).

### *La reine-des-prés : un antidouleur général*

Les phytothérapeutes la nomment souvent « reine-des-plantes » car elle est particulièrement efficace pour soulager les douleurs et calmer les inflammations locales. Comme l'écorce de saule, elle contient une substance qui a permis de synthétiser l'aspirine (de l'aldéhyde salicylique). Ces deux plantes peuvent être associées dans le même traitement. Soyez prudent si vous êtes allergique à l'aspirine, car des réactions peuvent se manifester même si elles sont rares. La reine-des-prés a aussi un effet diurétique, qui favorise l'élimination rénale des déchets. Un bon point lorsqu'une intoxination latente contribue à l'intensité des douleurs.

**EN PRATIQUE**

- *Les sommités fleuries* s'utilisent en infusion, associées ou non aux feuilles.
- *Comptez ½ cuillerée à soupe* pour 25 cl d'eau bouillante.
- *Infusion :* 10 minutes.
- *2 à 3 bols* par jour.
- *Vous pouvez aussi* consommer la reine-des-prés sous forme de poudre de plante (en gélules).

***La botswellia : l'anti-inflammatoire venu d'Inde***

Cette plante est couramment utilisée dans la médecine traditionnelle indienne (ayurvéda) pour ses vertus anti-inflammatoires. L'arthrose constitue une de ses cibles privilégiées. Dans les pays occidentaux, elle fait l'objet aujourd'hui de nombreuses études qui confirment son usage traditionnel. Ce sont des acides particuliers (les acides botswelliques) qui sont à l'origine de son action sur l'inflammation articulaire. Comme, en plus, cette plante stimule la circulation sanguine, elle permet aux principes actifs qu'elle contient d'être plus rapidement disponibles sur les sites qui en ont besoin.

**EN PRATIQUE**

• *La botswellia se consomme* le plus souvent en gélules de plante séchée ou sous forme d'extrait liquide (alcoolisé ou non).
• *La posologie* dépend des produits. Il faut donc se fier aux instructions du fabricant. En moyenne, la dose préconisée doit apporter à l'organisme environ 200 mg d'acide boswellique, deux à trois fois par jour.
• *Soyez patient* : cette plante doit se prendre sur une longue durée et il faut compter deux semaines pour en ressentir vraiment les effets.

***Le frêne : un soin antidouleur complet***

Il vous veut le plus grand bien car il possède des vertus à la fois anti-inflammatoires, antalgiques et légèrement diurétiques. Son usage ne date pas d'hier puisque dans l'Antiquité, Hippocrate le conseillait déjà (écorce et feuilles) pour soigner les rhumatismes. Aujourd'hui, on sait que le frêne stimule l'élimination de l'acide urique et de l'acide oxalique, dont l'accumulation dans les tissus provoque inflammations et douleurs. Selon l'intensité de vos douleurs, vous pouvez utiliser le frêne en simple infusion, ou en décoction à l'effet plus puissant.

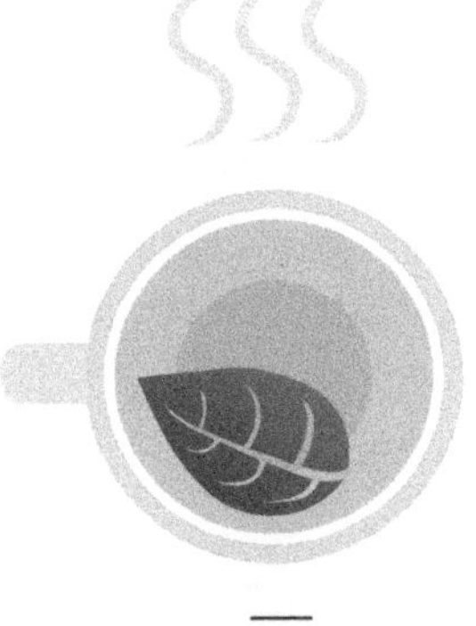

**EN PRATIQUE**

*On prépare les feuilles séchées* en infusion et l'écorce en décoction.

**Pour l'infusion :**

• *Comptez 1 cuillerée à soupe* de plante pour 25 cl d'eau bouillante.
• *Infusion :* 10 minutes.
• *2 bols* par jour.

**Pour la décoction :**

• *Comptez 1 cuillerée à soupe* d'écorce séchée et grossièrement hachée pour 25 cl d'eau froide.
• *Trempage à froid :* 15 minutes.
• *Cuisson :* 10 minutes.
• *Infusion supplémentaire :* 5 minutes.
• *2 bols* par jour.

*Dans un cas comme dans l'autre,* le frêne n'a pas très bon goût. Pour améliorer sa saveur, vous pouvez lui associer une plante acidulée (verveine citronnée, mélisse…) et sucrer le mélange avec un peu de miel.

***La vergerette du Canada : anti-inflammatoire et antalgique***

Cette plante multifonctions soulage les douleurs et calme l'inflammation locale. En prime, elle aide au nettoyage des tissus douloureux grâce à son action légèrement diurétique. Elle agit simultanément sur tous les fronts pour améliorer le confort quotidien.

**EN PRATIQUE**

• *Les sommités fleuries et les feuilles* se préparent en infusion.
• *Comptez 1 cuillerée à soupe* de plante séchée pour 25 cl d'eau bouillante.
• *Infusion :* 10 minutes.
• *3 bols* par jour, à distance des repas, sucrés avec un peu de miel ou de sirop d'agave car la saveur n'est pas agréable.
• *Vous pouvez aussi* prendre la vergerette sous forme de poudre de plante (en gélules).

***La grande camomille : principalement contre les maux de tête***

Cette plante très courante ne doit pas être confondue avec les deux autres camomilles : la matricaire et la romaine. Ses fleurs se développent sur des tiges plus élevées, même si elles restent petites. Elle a une action antimigraine confirmée par plusieurs études scientifiques. On l'attribue à plusieurs facteurs : elle réduit la contraction des vaisseaux qui irriguent le cerveau, diminuant ainsi la compression dans la boîte crânienne ; elle favorise la production des neurotransmetteurs qui freinent le message douloureux ; elle agit aussi sur les médiateurs inflammatoires, contribuant ainsi à faire baisser l'inflammation. La grande camomille est également antispasmodique, ce qui lui confère une efficacité certaine contre les douleurs de règles.

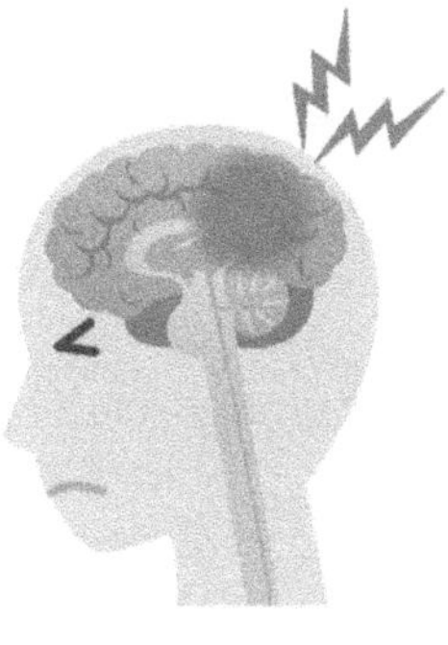

**EN PRATIQUE**

- *Les parties aériennes* (feuilles et fleurs) se consomment en infusion.
- *Comptez ½ cuillerée à soupe* de plante séchée pour 25 cl d'eau bouillante.
- *Infusion :* 10 minutes.
- *2 à 3 bols* par jour.

***L'harpagophytum : contre les douleurs articulaires avant tout***

S'il est une plante indispensable pour les personnes atteintes de rhumatismes, c'est bien celle-là ! Cette racine pousse dans le désert du Kalahari, une contrée aride où règne une température de four. D'où sans doute son nom courant : « griffe du diable ». Elle possède un effet antidouleur dû principalement à son action anti-inflammatoire. Elle agit également sur le cartilage, dont elle stimule la production et renforce la solidité.

**EN PRATIQUE**

- *La racine d'harpagophytum* se prépare en décoction.
- *Comptez ½ cuillerée à soupe* de racine séchée pour 25 cl d'eau froide.
- *Trempage préliminaire :* 4 heures.
- *Cuisson :* jusqu'à ébullition.
- *Infusion :* 10 minutes.
- *2 bols* par jour, loin des repas.
- *Vous pouvez aussi* consommer l'harpagophytum sous forme de poudre de plante (en gélules) ou de teinture-mère (flacon compte-gouttes). Cette dernière forme est la plus indiquée si vous souffrez de problèmes digestifs.

***La guimauve : pour adoucir les brûlures gastriques***

Cette plante vivace, qui produit de jolies grappes de fleurs roses, est utilisée depuis des siècles pour ses vertus émollientes. Comprenez : qui apaise les irritations et les inflammations. Toutes les parties de la plante sont utilisables : les feuilles et les fleurs en infusion ; la racine en décoction. Avec des vertus assez proches. Une simple tisane de guimauve suffit pour calmer les brûlures gastriques légères et les irritations intestinales passagères.

**EN PRATIQUE**

**Pour l'infusion de feuilles et/ou de fleurs**

- *Comptez 1 cuillerée à soupe* de plante séchée pour un bol d'eau bouillante.
- *Infusion :* 5 minutes.
- *Vous pouvez la sucrer* avec du miel, qui ajoute son effet adoucissant à celui de la plante.
- *3 à 4 bols* par jour, à distance des repas, ou au moment des troubles.

**Pour la décoction de racines,** la préparation est un peu plus compliquée.

- *Comptez 30 grammes* de racine séchée en petits morceaux pour 1 litre d'eau froide.
- *Trempage préliminaire :* 1 heure.
- *Portez à ébullition.*
- *Pas d'infusion* supplémentaire.
- *3 bols* par jour, à sucrer éventuellement avec un peu de miel.

***L'arnica : contre les ecchymoses, hématomes, blessures...***

C'est une plante très célèbre depuis des siècles pour ses différentes actions. Elle aide à réduire les œdèmes et les hématomes. Elle est antiseptique. Elle stimule la circulation veineuse. Et surtout, elle est hautement anti-inflammatoire en application locale. Les principes actifs sont concentrés dans les fleurs. L'arnica est réservée à l'usage local, car certains principes actifs sont très irritants pour le tube digestif, voire carrément toxiques par voie orale.

**EN PRATIQUE**

- *On utilise les fleurs* en infusion, destinée à humecter des compresses ou à faire des bains de bouche.
- *Comptez 1 cuillerée à café* pour ½ tasse d'eau.
- *Infusion :* 15 minutes.
- *Filtrez très soigneusement* à travers un linge de coton fin.
- *Appliquez plusieurs fois par jour* sur les bleus, bosses, œdèmes, brûlures, coups de soleil, égratignures...

## 6. LES COMPRESSES ET CATAPLASMES À BASE DE PLANTES

☞ ***Domaines de prédilection :*** toutes les douleurs, une fois encore ! À condition de bien les choisir et les utiliser.

Si certaines plantes échappent à l'usage local (c'est le cas de l'harpagophytum par exemple), la plupart s'y prêtent parfaitement (c'est même la seule voie possible pour l'arnica). Les cataplasmes et les compresses associent l'effet antalgique de la chaleur à l'action plus ciblée des principes actifs contenus dans chaque plante.

D'une manière générale, les plantes juste infusées sont préférables à celles qui ont cuit (décoction) pour effectuer les cataplasmes. Mais dans tous les cas, la tisane peut être utilisée pour imbiber des compresses. Reste à savoir comment les effectuer…

## Les compresses

Préparez d'abord une infusion ou une décoction (voir p. 86) avec une plante ou un mélange de plantes que vous choisirez en fonction de l'action que vous désirez obtenir (antalgique, anti-inflammatoire, détoxifiante…). Puis utilisez le liquide pour imbiber des compresses de gaze (pour les petites articulations) ou un tissu de coton fin (pour les zones plus étendues). Appliquez directement sur la peau et laissez agir au moins 15 à 20 minutes.

Imbibez vos compresses de liquide bien chaud si vous désirez accentuer l'effet antalgique. À l'inverse, laissez tiédir (voire rafraîchissez au réfrigérateur) avant d'appliquer lorsque la douleur semble liée à une inflammation locale importante.

**QUELQUES PLANTES EFFICACES EN COMPRESSES**

- La reine-des-prés
- L'arnica
- La grande camomille
- Le frêne
- L'écorce de saule…

## Les cataplasmes

Lorsque vous faites une infusion ou une décoction légère (moins de 3 minutes de cuisson), il suffit de conserver les plantes macérées lorsque vous filtrez la préparation, sans trop les égoutter afin qu'elles soient encore très humides. Ces plantes renferment encore des principes actifs, qui traverseront la barrière de la peau pour pénétrer dans votre organisme et s'y diffuser par voie sanguine. Ensuite, étalez ces plantes sur un linge de coton fin ou une gaze stérile (selon l'étendue de la surface à couvrir) et déposez le tout sur la zone douloureuse. Maintenez en place avec un bandage élastique et laissez agir au moins 30 minutes. Pendant ce temps, vous pouvez boire l'infusion ou la décoction afin que les deux actions, interne et externe, se complètent.

Certains fruits et légumes sont également très efficaces, en traitement local, pour traiter les douleurs articulaires. C'est le cas notamment du chou et de l'oignon. Ils s'utilisent soit crus (hachés ou écrasés), soit juste blanchis à l'eau. Ces deux traitements permettent de libérer les substances actives contenues dans le produit. Ensuite, comme pour les plantes médicinales, il suffit d'étaler sur un linge de coton fin ou sur des compresses de gaze, de poser directement sur la peau et de laisser agir au moins 30 minutes.

Dans les deux cas, une fois le temps de pose terminé, il faut rincer à l'eau tiède afin d'éliminer toute trace de cataplasme.

**QUELQUES PLANTES ET LÉGUMES EFFICACES EN CATAPLASMES**

- La reine-des-prés
- Le frêne
- Le chou
- L'oignon
- La guimauve
- L'arnica...

## 7. LES HUILES ESSENTIELLES

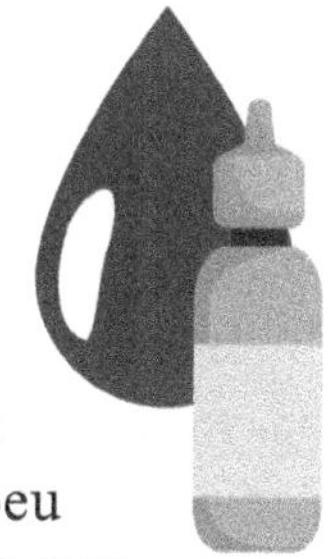

☞ ***Domaines de prédilection :*** tous les types de douleur, en fonction de l'huile essentielle choisie.

Ces extraits de plante, extrêmement puissants, ont envahi le domaine de la cosmétique. C'est oublier un peu vite qu'il s'agit avant tout de produits thérapeutiques aux vertus très marquées. Les huiles essentielles sont produites le plus souvent par distillation à la vapeur, ce qui concentre les principes actifs de la plante jusqu'à 200 fois. Il faut donc les utiliser avec précaution.

En règle générale, la voie orale est réservée à la prescription médicale afin d'éviter tout risque de surdosage ou d'interaction avec d'autres produits. La voie externe, locale, est beaucoup plus simple. Elle s'adapte particulièrement bien au traitement de la douleur. C'est une chance !

Pour bénéficier des vertus antalgiques des huiles essentielles, il suffit de les déposer directement sur la zone douloureuse. Les principes actifs pénètrent alors à travers la barrière cutanée pour rejoindre la circulation sanguine qui les distribuera dans l'ensemble du corps, jusqu'aux zones douloureuses.

Il existe pour cela trois manières de faire. La friction s'effectue avec une essence légèrement diluée (voire pas diluée du tout). Elle convient aux zones bien ciblées (les tempes en cas de céphalée, par exemple) et aux huiles essentielles qui n'agressent pas la peau (lavandin, menthe poivrée…). Le massage, qui se pratique avec une essence plus fortement diluée, convient aux zones plus étendues et aux huiles essentielles plus irritantes. Quant au bain, il permet d'envelopper le corps tout entier. Il suffit de verser les huiles essentielles

(20 à 30 gouttes en tout) dans une demi-tasse de bicarbonate, puis de mélanger soigneusement avant de verser sous les robinets ouverts.

Les huiles essentielles ont beau être conditionnées en petits flacons (généralement 10 ml, parfois 5 ml pour les plus précieuses), elles se gardent longtemps car les quantités employées sont de l'ordre de la goutte (généralement entre 3 et 10). Pour qu'elles ne s'abîment pas, veillez à les ranger à l'abri de la lumière et de la chaleur.

Choisissez toujours des huiles essentielles 100 % pures et naturelles (il existe aussi des mélanges d'huiles essentielles dont l'usage est moins précis), et surtout bio car les éventuels polluants s'y retrouvent aussi concentrés que les principes actifs.

**EN PRATIQUE**

• **Pour faire une friction articulaire :** quelques rares huiles essentielles peuvent s'utiliser pures sur la peau. Il suffit alors de verser 3 à 5 gouttes directement sur l'articulation et de frotter sans appuyer pour la faire pénétrer.

• *Si l'huile risque d'être irritante*, il faut la diluer légèrement en versant 5 gouttes dans ½ cuillerée à café d'huile végétale de base (amande douce, avocat, germe de blé, sésame...). Puis étalez la préparation et faites pénétrer avec des gestes rapides. Ce type de soin convient au plexus, aux tempes, au cou, aux poignets, aux doigts, aux chevilles...

• **Pour faire un massage antidouleur :** lorsque la douleur touche une zone plus étendue (comme le ventre ou le dos), il vaut mieux faire de véritables massages. L'huile essentielle doit alors être davantage diluée : comptez 10 gouttes pour 10 cl d'huile végétale de base. L'huile d'onagre est particulièrement indiquée pour ce type de préparation car elle contient des substances qui favorisent la mise en route des processus anti-inflammatoires naturels.

• *Ensuite, massez la zone concernée* avec des gestes amples, en faisant bien attention de ne pas provoquer de douleurs supplémentaires. Pour cela, il faut adapter les mouvements aux réactions de la personne que l'on masse (ou à vos propres réactions si vous vous massez vous-même).

## 9 grandes huiles essentielles antidouleur

De nombreuses huiles essentielles peuvent vous aider à neutraliser les petites douleurs du quotidien, mais aussi à mieux gérer les grandes douleurs chroniques. Voici les plus faciles à utiliser, à choisir en fonction de vos besoins.

***L'huile essentielle de gaulthérie couchée : contre l'arthrose, l'arthrite, les traumatismes physiques...***

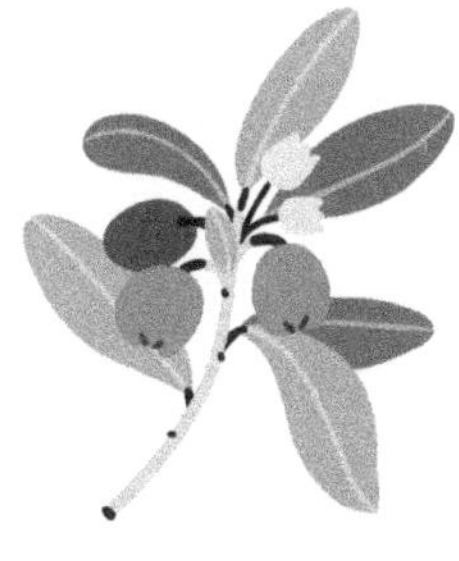

C'est un grand classique de la lutte contre les douleurs inflammatoires, notamment articulaires. On l'obtient en distillant les feuilles et les baies de ce petit arbuste. Elle est vasodilatatrice (les tissus douloureux sont mieux irrigués), anti-inflammatoire et antalgique (les douleurs refluent rapidement). En plus, elle a un effet stimulant, ce qui ne gâche rien lorsque les poussées douloureuses perturbent le sommeil et entraînent une fatigue persistante.

**EN PRATIQUE**

• *C'est une des rares huiles essentielles* que vous pouvez utiliser pure sur la peau sans risque d'irritation. Du moins en ce qui concerne les frictions localisées. 3 à 5 gouttes suffisent alors, en fonction de la taille de l'articulation. →

• *Pour traiter une zone plus large,* diluez-la à raison de 30 gouttes dans 15 cl d'huile de base.
• *Vous pouvez* effectuer ces frictions et massage plusieurs fois par jour.

***L'huile essentielle de lavandin super : contre les douleurs musculaires, les crampes, les contractures, les courbatures…***

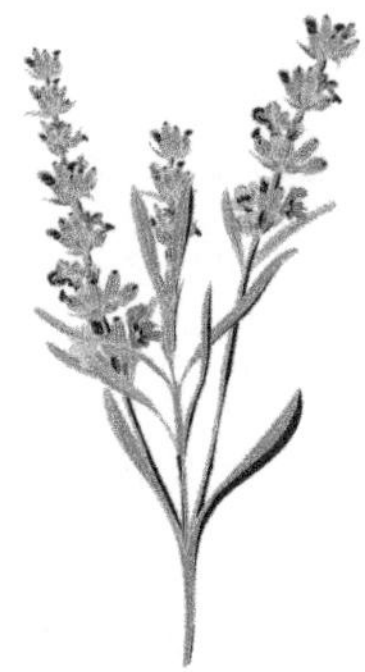

C'est une essence d'usage très courant, qui cumule les vertus. Elle est notamment analgésique et décontractante, ce qui est très utile lorsque les douleurs sont liées à des crispations musculaires. Elle est aussi apaisante sur le plan nerveux, une qualité très utile lorsque le stress déclenche ou intensifie la douleur. Enfin, elle aide à mieux dormir, ce qui peut être d'une grande aide lorsque les douleurs nocturnes perturbent le sommeil.

**EN PRATIQUE**

• *Vous pouvez l'utiliser pure,* sans risque. Inutile de la diluer. Versez entre 5 et 10 gouttes directement sur la peau (selon la taille de la zone à traiter) et faites pénétrer rapidement.
• *Profitez-en pour respirer* les effluves qui se dégagent pendant que vous frictionnez, elles vous apporteront une sensation de calme et de paix.
• *Elle est également parfaite* pour le bain.
• *À utiliser* aussi souvent que vous en ressentez le besoin.

***L'huile essentielle de romarin à camphre : contre les rhumatismes, les douleurs de la fibromyalgie...***

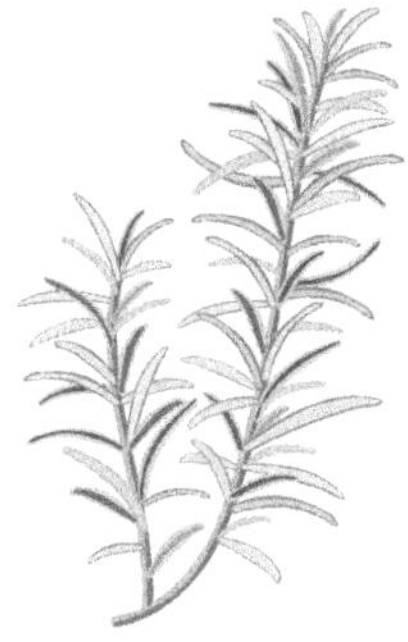

Vous avez l'habitude d'utiliser cet aromate en cuisine ? Ajoutez-le à présent à votre panoplie naturelle antidouleur. L'huile essentielle de romarin à camphre est antalgique et légèrement anti-inflammatoire. Elle active aussi la circulation sanguine, ce qui améliore la disponibilité des molécules antalgiques endogènes sur les lieux de la douleur.

**EN PRATIQUE**

- *Pour une friction,* diluez-la légèrement (10 gouttes dans 5 cl d'huile de base). Ne l'utilisez pas pure car elle est irritante.
- *Pour un massage plus étendu,* comptez plutôt 20 gouttes pour 15 cl d'huile de base.
- *Répétez* massage ou friction au moins trois fois par jour.

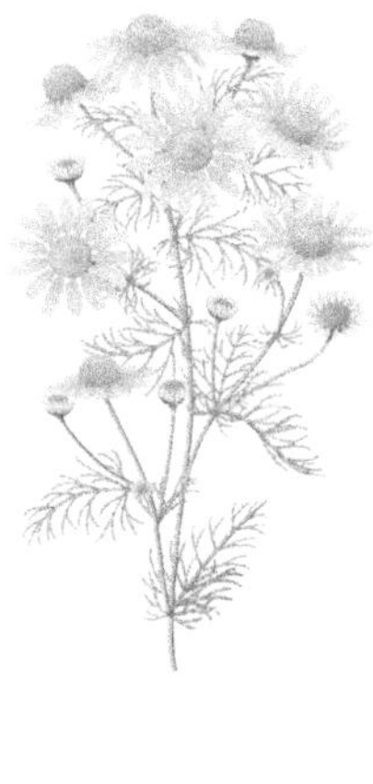

***L'huile essentielle de camomille romaine : contre les névralgies, les maux de tête, les chocs nerveux qui intensifient les douleurs...***

Tout le monde connaît les vertus calmantes, antispasmodiques et antalgiques de la camomille. Ces qualités se retrouvent dans l'huile essentielle que l'on tire de cette fleur. Cette essence possède en plus des vertus anti-inflammatoires importantes grâce à la présence d'un composant concentré par la distillation.

**EN PRATIQUE**

• *Elle est assez chère,* mais elle vaut la dépense car elle est très efficace.

• *Utilisez-la pure sur les petites surfaces* (3 à 5 gouttes) et faites pénétrer rapidement.

• *Pour les massages plus étendus,* préférez une autre essence (lavande, gaulthérie, romarin...).

• *Vous pouvez aussi* la respirer à même le flacon au cours de la journée, lorsque la douleur apparaît ou s'intensifie.

***L'huile essentielle de menthe poivrée : contre toutes les douleurs intenses et chaudes d'apparition brutale, comme les migraines***

Elle possède un effet anesthésiant immédiat. Il est fugace, mais il permet d'atténuer fortement la douleur. Son effet rafraîchissant soulage les douleurs inflammatoires (la zone est rouge et chaude).

**EN PRATIQUE**

• *Utilisez-la sur des surfaces réduites,* afin qu'elle ne vous refroidisse pas trop en profondeur.

• *Vous pouvez l'employer pure* (2 à 3 gouttes, pas davantage) ou légèrement diluée (5 gouttes dans ½ cuillerée à café d'huile végétale).

• *Évitez les massages sur de larges zones,* ou diluez-la copieusement (10 gouttes pour 10 cl d'huile végétale).

• *Évitez aussi* de la mettre dans le bain si vous ne voulez pas en sortir frigorifié.

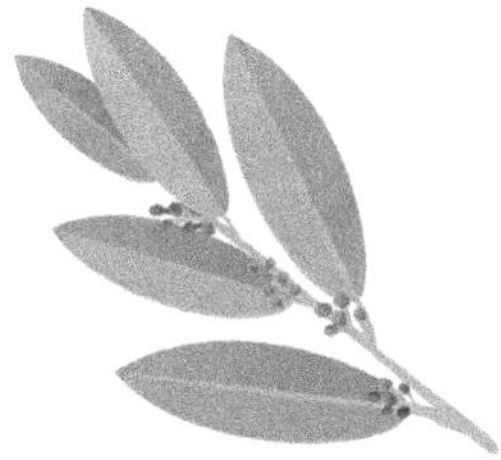

***L'huile essentielle de laurier noble : contre toutes les douleurs, notamment spasmodiques***

C'est le laurier que l'on consomme couramment en cuisine. On tire de ses feuilles une huile essentielle chargée de molécules antalgiques. En prime, il rééquilibre le système nerveux autonome, dont les dérèglements sont impliqués dans de nombreuses douleurs. Cette huile essentielle est particulièrement efficace sur les douleurs spasmodiques et inflammatoires.

**EN PRATIQUE**

- *Utilisez-la toujours diluée :* 5 gouttes dans ½ cuillerée à soupe d'huile végétale pour les petites surfaces ; 20 gouttes dans 15 cl d'huile végétale pour les zones plus larges.
- *Elle peut être allergisante.* Avant de l'utiliser, faites un test avec une goutte pure sur l'intérieur du poignet ou dans le pli du coude. Si vous constatez la moindre réaction, abstenez-vous.

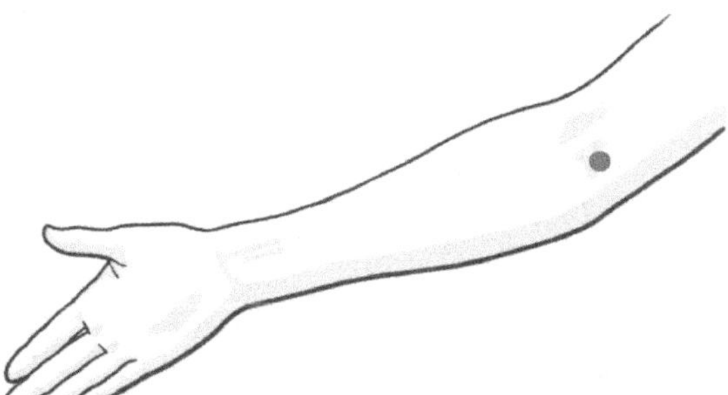

***L'huile essentielle d'hélichryse italienne : contre les hématomes, les bleus sensibles, les douleurs dues à un traumatisme physique…***

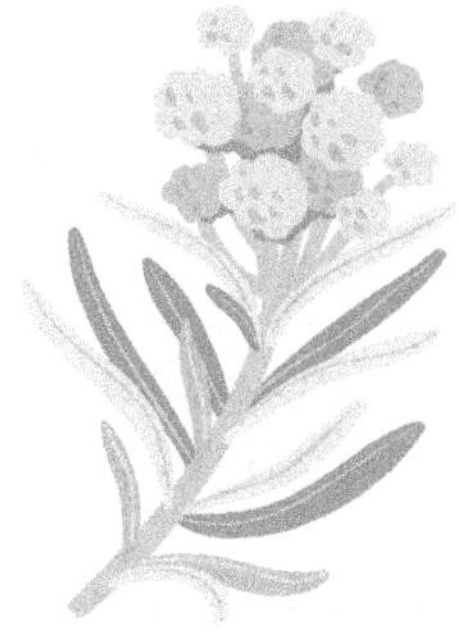

On la tire de la célèbre « immortelle », cette fleur que l'on fait sécher pour la nouer en bouquets presque impérissables. Elle renferme des principes actifs qui stimulent la circulation sanguine, atténuent les douleurs, affaiblissent les spasmes, diminuent les œdèmes et soulagent les états inflammatoires. Autant dire que c'est une alliée de choix lorsqu'on souffre.

**EN PRATIQUE**

- *C'est une huile essentielle assez onéreuse,* mais elle vaut son prix.
- *Utilisez-la pure sur les zones réduites* (un bleu, une bosse, une cheville foulée…) et frictionnez pour la faire pénétrer. Elle n'est pas irritante pour la peau.
- *Pour les plus grandes surfaces,* diluez-la à raison de 5 gouttes dans 1 cuillerée à soupe d'huile végétale.
- *Évitez de l'utiliser* pour le bain, elle est trop chère pour ça.

***L'huile essentielle d'épinette noire : contre toutes les douleurs !***

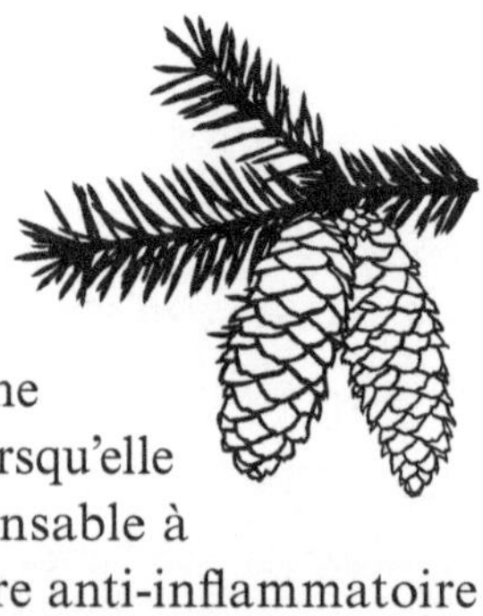

Elle stimule le fonctionnement des glandes surrénales, deux petites entités biologiques situées au-dessus des reins et chargées notamment de produire le cortisol. Si cette hormone est déséquilibrante pour le système nerveux lorsqu'elle est produite en excès, elle demeure indispensable à la lutte contre la douleur car il s'agit de notre anti-inflammatoire naturel. En cas de douleur inflammatoire, un bon taux de cortisol permet de ne pas trop souffrir. En même temps, elle est stimulante (comme le cortisol), ce qui se révèle fort utile dans les périodes de grande fatigue qui accompagnent parfois les douleurs chroniques.

**EN PRATIQUE**

- *Pour une efficacité maximale* (elle est également assez chère), utilisez-la pure.
- *Frictionnez la région lombaire* ou l'intérieur des avant-bras, avec 4 à 5 gouttes.
- *Pratiquez plutôt vos soins* le matin ou en début d'après-midi (avant 17 heures), car elle pourrait perturber votre sommeil si vous l'utilisez le soir.

## 8. LES AIMANTS

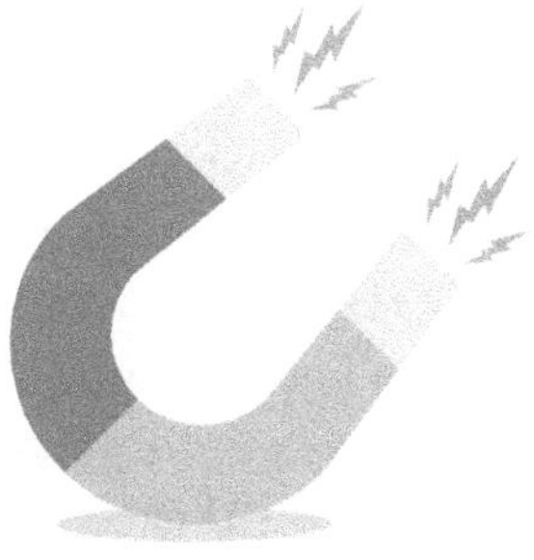

☞ ***Domaines de prédilection :*** les douleurs posturales, les névralgies…

Magnétothérapie : on nomme ainsi la thérapie qui consiste à soulager la douleur en plaçant des aimants sur son point de départ et/ou sur son trajet. C'est une aide très précieuse en cas d'arthrose, à condition que le point de départ de la douleur et son trajet soient identifiables. Même si, il ne faut jamais l'oublier, les aimants ne soignent pas l'origine de la douleur. Ils ne font qu'en atténuer les symptômes.

L'idée d'appliquer des aimants sur le corps s'appuie sur le fait que des champs magnétiques et électromagnétiques interfèrent avec notre fonctionnement biologique. Les aimants thérapeutiques sont de petites pierres noires qui dégagent un léger champ magnétique. Celui-ci agirait sur la douleur en accentuant la production des endorphines, des molécules endogènes proches de la morphine que notre corps sécrète pour neutraliser les messages douloureux. Les aimants exercent également une action directe sur les fibres musculaires : posés sur une face, ils sont myorelaxants (ils détendent les fibres musculaires) ; posés sur l'autre, ils sont myocontracturants (ils les stimulent). Ils auraient, en plus, un effet anti-inflammatoire.

Les thérapeutes qui utilisent les aimants (ostéopathes, podologues, spécialistes de la statique ostéoarticulaire, acupuncteurs...) les placent de différentes manières selon leur formation et selon l'atteinte dont souffre leur patient. Parfois, la localisation la plus efficace se trouve à l'origine de la douleur. Dans d'autres cas, elle se situe sur le circuit douloureux ou sur un trajet énergétique impliqué dans la manifestation arthrosique.

Une chose est sûre : c'est une pratique sans risque, même si les préventions courantes recommandent de ne pas les utiliser sur les femmes enceintes de moins de trois mois et sur les enfants en bas âge. Les aimants sont également déconseillés aux personnes porteuses d'un pacemaker (risques d'interférences électromagnétiques) ou qui ont des blessures ouvertes récentes (les aimants augmentent les saignements).

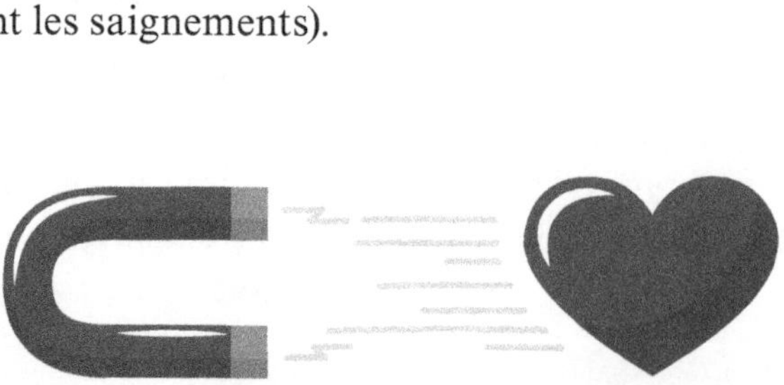

**EN PRATIQUE**

• *Les aimants sont vendus en pharmacie,* parapharmacie ou boutique de produits diététiques. Il suffit de les placer sur la peau et de les maintenir avec un pansement adhésif. Il est généralement conseillé de les poser par paire, afin de créer un arc magnétique.
• *Si vous placez vous-même vos aimants,* commencez par les répartir sur la zone douloureuse, et sur le trajet si la douleur irradie. Puis ajustez au fur et à mesure que vos sensations évoluent.
• *Conservez vos aimants* en place pendant au moins trois jours afin qu'ils aient le temps d'agir.
• *Choisissez des aimants suffisamment puissants* (entre 5 000 et 10 000 Gauss). Pour cela, lisez attentivement les informations figurant sur l'étiquette et la notice.
• *Question entretien, pas de souci :* les aimants ne s'usent pas et peuvent se réutiliser à l'infini. Il suffit de les laver de temps en temps dans de l'eau savonneuse (évitez les liquides alcoolisés).
• *Il existe aussi* des semelles, des bracelets et des ceintures aimantés, destinés à agir sur une zone précise (poignets, pieds, dos…).

## 9. L'ACTIVITÉ PHYSIQUE

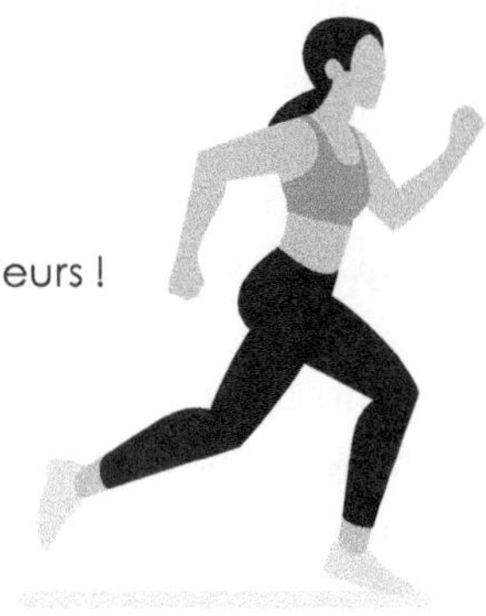

☞ ***Domaines de prédilection :*** toutes les douleurs ! Absolument toutes…

Au printemps 2017, l'assurance maladie diffusait une campagne de publicité à la télévision. Son sujet : le mal au dos. Son message : « Le bon traitement, c'est le mouvement ! » Ce propos est formulé par l'une des instances supérieures de la santé en France, qui plus est celle qui tient les cordons de la bourse. Vous pouvez lui faire confiance !

Cette injonction dépasse largement le cadre des douleurs dorsales. Tous les médecins, kinés, ostéos... sont d'accord sur ce point : l'immobilité est un ennemi majeur de notre siècle. C'est que l'activité physique, lorsqu'elle est raisonnable et régulière, entretient le système cardiovasculaire, équilibre le métabolisme, améliore l'alimentation des tissus, favorise une meilleure élimination des déchets, maintient un poids acceptable... Et surtout, pour le sujet qui nous concerne, le simple fait de bouger (avec toutes les précautions qui s'imposent) contribue à limiter les phénomènes douloureux.

Prenez les douleurs liées à l'arthrose : plusieurs études ont montré, examens à l'appui, que l'activité physique freine l'usure du cartilage, et relance même parfois sa synthèse (particulièrement au niveau du genou). La pratique régulière d'une activité physique adaptée permet ainsi de préserver l'articulation lorsque celle-ci n'est pas trop atteinte, et même dans les cas plus sérieux.

Ce n'est pas tout : l'activité physique aide à lutter contre le stress et améliore le moral. La marche, par exemple, stimule dans le cerveau les zones liées au plaisir. Une équipe japonaise a montré que quinze minutes de marche quotidienne (de préférence dans la nature, un parc ou un jardin) induisent à la fois une détente profonde et une amélioration du tonus physique et psychique. Les pensées négatives et obsédantes (les soucis !) refluent et sont remplacées par des sensations agréables et des pensées plus positives.

Le mouvement exerce également un effet anti-inflammatoire direct sur les tissus douloureux. Ce phénomène est connu depuis bien des années, mais il n'avait pas encore été évalué de manière précise.

Une étude publiée par une équipe de l'Université américaine de San Diego, en Californie, a élucidé les mécanismes de cet effet anti-inflammatoire. On sait aujourd'hui que l'exercice physique modifie l'activité hormonale et déclenche des réactions en cascade qui aboutissent à un apaisement de l'inflammation. Cette action se porte surtout sur les cytokines, des messagers hormonaux de l'inflammation, dont la production baisse de manière significative.

Il n'est pas nécessaire d'avoir une activité physique très soutenue pour que cet effet anti-inflammatoire se fasse sentir. Le but n'est pas de vous malmener, mais juste de chercher le type de sport et l'intensité qui correspondent à vos besoins. Dans tous les cas, la durée et la régularité de l'exercice comptent davantage que son intensité (voir encadré ci-après). D'autant qu'au bout d'une demi-heure environ, l'organisme sécrète des endorphines, d'autres hormones à l'action à la fois apaisante, euphorisante et antidouleur. Un double bénéfice.

Seulement voilà : lorsque l'on a mal, il est parfois difficile d'aller marcher, nager ou faire du vélo. Avant tout, il faut faire le point sur vos douleurs avec le concours d'un thérapeute, afin de ne pas faire d'erreur dans votre choix. Il saura vous indiquer le sport idéal en fonction de votre forme physique, de votre tonus ostéoarticulaire, de vos douleurs récurrentes et de vos besoins réels. Ajoutez à cette équation une pincée de plaisir, et votre choix sera parfait. Car si vous ne tirez aucune satisfaction de votre activité, vous ne tiendrez pas longtemps. Ensuite, parce que plus vous vous régalez, plus le sport aura un retentissement bénéfique sur votre équilibre psycho-émotionnel, et par là même sur votre métabolisme et vos douleurs.

D'une manière générale, évitez tous les sports qui déséquilibrent la statique en faisant travailler un côté du corps au détriment de l'autre, comme le golf ou le tennis. Fuyez aussi toutes les activités susceptibles de provoquer des chocs, comme les sports de combat.

Pensez plutôt aux activités paisibles, ou à celles qui se pratiquent dans l'eau, car le liquide (eau de mer ou de piscine) soutient le corps et le soulage d'une partie de la gravité, ce qui rend les mouvements plus fluides et souples. Pour vous aider à décider, voici quelques activités physiques couramment conseillées.

## Les étirements et le stretching

Quel que soit le sport que vous choisissez de pratiquer, il faut toujours veiller à bien échauffer les muscles et les articulations avant de commencer. Et les étirements sont au centre de cette préparation indispensable. Les étirements peuvent aussi constituer une discipline à part entière. C'est le stretching, qui consiste à étirer une à une toutes les articulations, puis les chaînes musculaires. C'est une méthode globale, qui touche à l'organisme tout entier avec une focalisation particulière sur le dos qui se trouve au confluent de nombreuses chaînes musculaires.

Le stretching se pratique sans déplacement ni stimulation musculaire dynamique. Il n'est pas question de muscler ni de sculpter l'organisme, mais plutôt de le libérer des nombreux tiraillements, crispations et contractures qui entravent toute la statique, même à distance du lieu initial de la douleur. Les postures associent stimulation musculaire statique, relâchements et étirements. Le tout s'effectue en rythme avec la respiration, dans un état de concentration qui permet de développer la conscience du corps. Un « plus » pour ceux qui ont tendance à « déserter » leurs sensations corporelles à cause des douleurs qui les empêchent de bouger normalement.

## La marche

Rien de plus simple : on met un pied devant l'autre et on avance ! Nous savons tous marcher depuis l'âge de 1 an environ (entre 10 et 18 mois) et nous n'avons pas arrêté depuis. Mais nombreux sont ceux qui réservent cette activité aux courts trajets entre la maison et la voiture (ou le bus, ou le métro…). Il faut réhabiliter la marche, cette activité toute simple, gratuite et ouverte à tous, car outre ses nombreux bienfaits (cardiovasculaires, digestifs, respiratoires, immunitaires, psycho-émotionnels…), elle exerce un effet bénéfique incomparable sur les douleurs, quelle que soit leur origine.

La marche stimule la régénération des tissus, favorise leur alimentation, facilite la circulation des molécules antidouleur endogènes, intensifie l'élimination des déchets… Quant au moral, le simple fait de marcher l'améliore de manière significative si l'on en croit une étude menée par des chercheurs de l'Université de Sterling*, en Écosse (une parmi beaucoup d'autres). Elle révèle qu'une demi-heure de marche par jour abaisse le niveau de stress et d'anxiété, et réduit les risques de dépression.

Pourtant, nous marchons de moins en moins. Selon l'Eurobaromètre publié en 2014, 75 % de la population française ne marche pas assez. Alors commencez par faire à pied vos courses de proximité, à aller au travail *pedibus cum jambis* ou, si vous habitez trop loin, à descendre du bus quelques arrêts avant votre destination ou à garer votre voiture à un quart d'heure du bureau. Ajoutez à cela des balades régulières. Si vous marchez ainsi une demi-heure par jour, d'un pas régulier et légèrement soutenu (le lèche-vitrines ne compte pas !), vous améliorerez rapidement votre souplesse articulaire et diminuerez vos douleurs.

Vous pouvez aussi opter pour une marche plus « organisée » et encadrée. La randonnée est généralement bien tolérée, à partir du moment où le terrain n'est pas trop accidenté ni le dénivelé trop important. Le fait de marcher en groupe contribue à l'impact psycho-émotionnel et relationnel de cette activité qui possède

* Cette étude, réunissant les résultats de 8 études précédentes et portant sur plus de 300 patients, a été publiée par le très sérieux *British Journal of Sports Medicine*.

décidément bien des vertus. Cela permet, en plus, de ne pas craquer en cours de route sous prétexte que vous vous ennuyez en marchant seul.

## Le vélo

C'est encore une activité physique très simple à mettre en œuvre. Il vous suffit d'une bicyclette et d'une piste cyclable ou d'une petite route de campagne. Le vélo fait travailler tout le bas du corps de manière harmonieuse, sans altérer les articulations du dos, des épaules, des coudes. Évitez juste les longues séances lorsque vous avez une poussée douloureuse intense au niveau des mains (vous auriez du mal à saisir le guidon, ce qui pourrait se révéler dangereux). La pratique régulière du vélo (au moins une demi-heure, cinq fois par semaine) stimule la production des molécules antidouleur et fait du bien au moral (surtout si vous vous baladez dans la nature !).

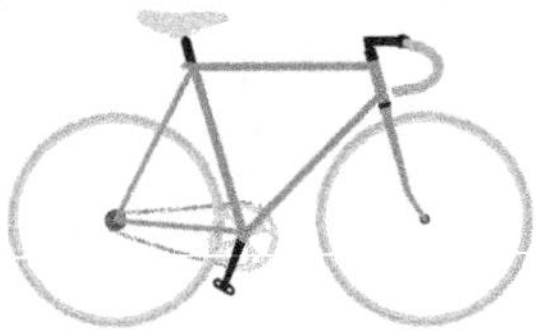

## La natation

Le simple fait de plonger votre corps dans l'eau soulage toute votre statique musculo-ostéo-articulaire d'un important travail d'adaptation. À l'air libre, nous sommes soumis à la gravité. Pour ne pas tomber, nous devons mettre en œuvre tout un ensemble de processus internes. Mais une fois dans l'eau, nous n'avons plus à nous soucier de tout cela. Nous flottons… Du coup, la pression exercée sur les muscles et les articulations s'amenuise. En outre, notre cerveau est libéré d'une partie de son travail d'adaptation à la verticalité (c'est lui qui gère en permanence les informations envoyées par notre corps pour maintenir notre position). L'eau induit ainsi une détente rapide, à la fois musculaire, articulaire, nerveuse, mentale…

L'eau de mer, salée, soulage davantage le poids du corps que l'eau douce. Si vous habitez près de la mer, profitez-en dès que la température de l'eau est supportable. Pour les autres (ou tant que l'eau est trop froide pour vous) rendez-vous dans une piscine aux heures d'ouverture publique (certaines plages horaires sont réservées aux groupes scolaires). Un seul bémol : éviter la brasse papillon qui sollicite beaucoup la colonne vertébrale, le crawl en cas de douleurs cervicales, et le dos crawlé si vous souffrez des épaules.

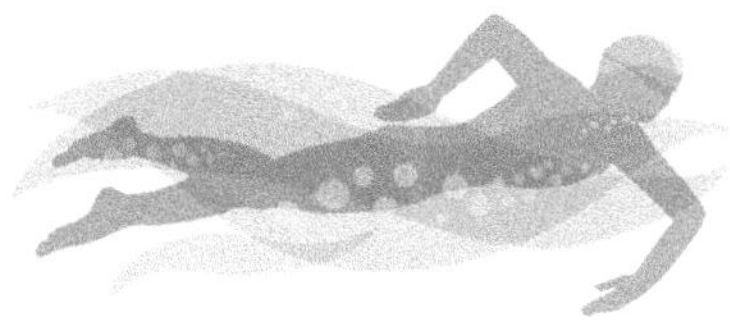

**EN PRATIQUE**

Quel que soit le sport que vous choisissez, vous ne devez pas négliger deux éléments majeurs : la régularité des séances et l'intensité des efforts.

• *La régularité*. Il ne sert pas à grand-chose de faire trois heures de marche ou de vélo un week-end, puis plus rien pendant toute la semaine. À tout prendre, il vaut mieux des sessions plus courtes (20 minutes minimum tout de même) mais régulières, que de longues séances erratiques. L'idéal est d'atteindre deux heures et demie par semaine, réparties sur cinq jours minimum. Allez, courage ! Vous allez y prendre goût...

• *L'intensité*. L'idée n'est pas de vous transformer en grand sportif. Essayez d'aller juste un peu plus loin à chaque séance, sans trop forcer pour ne jamais atteindre le seuil de la douleur. Et dans les moments où vous avez mal, allez-y un peu plus doucement. Vous saurez vite doser en fonction de votre état et de vos douleurs.

## 10. LES MASSAGES

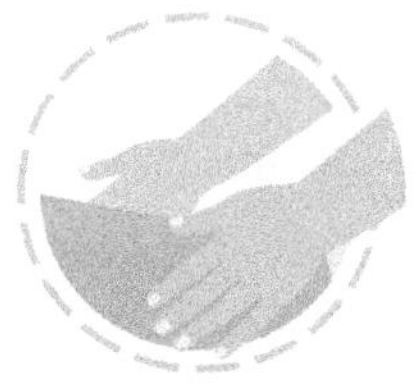

☞ ***Domaines de prédilection :*** toutes les douleurs, même internes et profondes.

C'est un geste spontané que l'on fait lorsque l'on a mal : on pose sa main sur la région douloureuse, on la touche, on la réchauffe de la paume… Les massages font partie de l'arsenal antidouleur classique, surtout si vous utilisez des huiles essentielles antidouleur (voir plus haut, p. 97).

Certains massages thérapeutiques sont réservés à des professionnels de santé (kinés, ostéopathes, chiropracteurs…), formés à une technique particulière et capables de prendre en compte l'état de votre organisme et l'origine de vos douleurs. Cependant, les massages « bien-être » peuvent être pratiqués à la maison : on peut masser soi-même les zones du corps accessibles, ou les faire masser par un proche lorsqu'elles ne sont pas faciles à atteindre (dos, cou, épaules…). Il faut effectuer ces gestes en douceur afin de ne pas provoquer de douleurs supplémentaires. Fiez-vous à votre ressenti : un massage ne doit jamais provoquer une douleur ni l'amplifier si elle existe déjà.

Les massages bien-être instaurent rapidement une détente corporelle (les crispations et tensions se dissolvent), mentale (c'est un moment idéal pour faire des exercices de respiration antidouleur) et nerveuse (la pression du stress n'y résiste pas). Lorsque l'on ressent une douleur, on a tendance à utiliser au minimum la zone douloureuse pour y échapper : on déséquilibre son bassin, on réduit l'amplitude de certains gestes, on marche légèrement courbé pour « oublier » son mal au ventre… Cela provoque des crispations musculaires et des contractures dans d'autres régions du corps, dans une réaction en chaîne qui finit par provoquer une nouvelle douleur, à distance du foyer douloureux initial. Le fait de masser tout le corps permet de détendre les zones crispées, afin d'éviter ces réactions en chaîne.

En outre, le simple fait d'être « touché », dans un contexte de détente et d'apaisement, contribue largement à chasser ce stress qui amplifie la douleur et intensifie les perturbations articulaires. C'est une belle cerise sur le gâteau : le contact d'une main sur la peau déclenche un autre type de réaction en chaîne, bénéfique celle-là. Notre enveloppe corporelle constitue l'interface entre notre monde intérieur et l'univers extérieur. La peau est un organe à part entière qui exerce une vaste gamme de fonctions. Elle nous protège contre les ennemis extérieurs, barre la route aux germes, microbes, champignons qui ne demandent qu'à pénétrer dans nos organismes à la moindre éraflure. Vue sous cet angle, elle semble tout à fait imperméable. Pourtant, elle sait, lorsque c'est utile, entrouvrir ses pores pour laisser pénétrer les principes actifs des huiles essentielles ou les minéraux contenus dans l'eau de mer.

La peau participe aussi à notre activité hormonale. Le simple fait de recevoir un massage déclenche la production d'hormones (ou les intensifie), notamment les endorphines à l'effet antidouleur et apaisant. Enfin, la peau est un organe de communication. Elle constitue un vecteur de tendresse, et par-là même d'apaisement. La personne qui masse transmet (sans le vouloir) l'état d'esprit dans lequel elle se trouve vis-à-vis du sujet massé. C'est l'un des fondements de l'impact apaisant et rassurant des massages. Alors ne vous en privez pas !

**EN PRATIQUE**

*Vous avez décidé de vous faire masser par un proche ?*
Voici quelques conseils qui vous aideront, vous et lui, à faire de ce moment une vraie réussite.
→

• *Installez-vous dans une pièce calme,* ni trop chaude ni trop éclairée. Vous pouvez diffuser une musique douce ou des bruits de nature (vagues, chants d'oiseaux).
• *Il vaut mieux utiliser une huile* pour que les mouvements soient plus faciles et plus agréables (amande douce, noyau d'abricot, sésame...), éventuellement additionnée de quelques gouttes d'huile essentielle (voir plus haut, p. 97).
• *Un massage global ne doit jamais s'effectuer* juste avant ou juste après le repas. Prévoyez une plage de repos après le massage pour bien vous détendre et bénéficier de ses bienfaits.
• *Une séance doit durer au moins vingt minutes,* mais elle peut s'étendre sur un temps beaucoup plus long (soixante, voire quatre-vingts minutes).
• *Le massage doit toujours commencer* par des gestes de contact, légers et enveloppants, et terminer de même. Il est conseillé par l'une des extrémités (tête ou pieds), puis de suivre un trajet régulier jusqu'à l'autre.
• *Si vous massez vous-même une zone accessible de votre corps,* suivez le même protocole.

## 11. LE DO-IN

☞ ***Domaines de prédilection :*** toutes les douleurs, avec une prédilection pour les douleurs articulaires, posturales, digestives...

Si l'on en croit les très anciennes médecines orientales, notre organisme est parcouru en permanence par une énergie qui circule le long de canaux : les méridiens pour la médecine chinoise ; les nadîs pour la médecine ayurvédique de l'Inde ancienne. Toutes deux ont développé des outils permettant d'intervenir sur cette énergie et d'harmoniser son flux, afin d'éviter les problèmes de santé et soulager les symptômes courants, à commencer par la douleur. En Occident, on connaît surtout l'acupuncture, qui se révèle très efficace contre la plupart des douleurs (lorsqu'elle est correctement pratiquée). Cette thérapeutique d'origine chinoise consiste à piquer des points précis avec de très fines aiguilles pour accélérer, ralentir, débloquer... l'énergie entravée. Cependant, ce n'est pas la seule manière d'harmoniser la circulation de l'énergie vitale. Vous pouvez aussi le faire vous-même du bout des doigts.

Que l'on parle de Do-in, d'acupressure ou simplement de massages de points, il est toujours question (malgré quelques variantes) de cette même réalité : en appuyant du bout du doigt, avec la pulpe de l'index ou du pouce, sur certains points précis qui jalonnent les circuits énergétiques, on peut soulager nombre de troubles courants, à commencer par les douleurs. Les praticiens spécialisés possèdent, bien sûr, une approche plus fine, précise et efficace. Ils savent repérer les déséquilibres énergétiques de leurs patients pour les corriger. Mais cela ne doit pas vous priver de cet outil quotidien simple, facile à intégrer dans le quotidien, qui a fait ses preuves dans un grand nombre de douleurs courantes.

Voici quelques exemples de points généralement utilisés pour soulager quelques douleurs courantes (vous en trouverez d'autres, adaptés à chaque type de douleur, dans le chapitre suivant). Vous constaterez que certains points sont récurrents. C'est qu'ils sont adaptés à toutes sortes de douleurs car ils agissent sur les trajets douloureux eux-mêmes. Pour améliorer l'efficacité de votre séance, vous pouvez masser vos points avec une goutte d'une huile essentielle non irritante, que vous choisirez en fonction de vos besoins (voir plus haut, p. 97).

## Pour soulager globalement la douleur

Massez du bout du doigt ces trois points :

- *Sur la face interne de votre poignet,* à trois travers de doigts au-dessus du pli qui se forme à la base de votre poignet, à droite et à gauche.

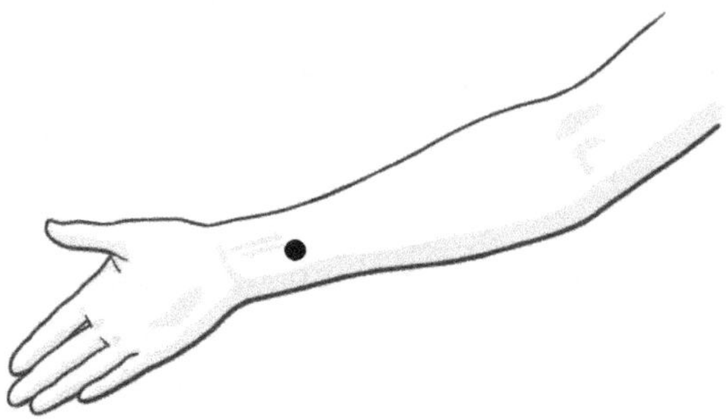

- *Sur la face interne du poignet,* à deux travers de doigts au-dessus du précédent, à droite et à gauche.

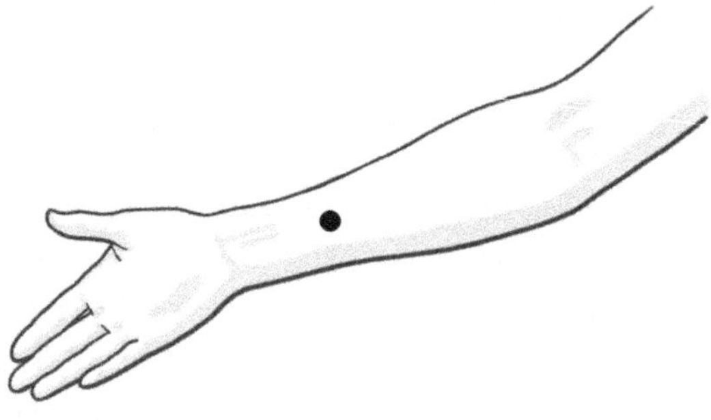

- *Sur la face interne du poignet,* encore à deux travers de doigts au-dessus du deuxième point stimulé, à droite et à gauche.

### Pour chasser le stress qui amplifie les douleurs

Massez du bout des doigts ces deux points :

- *Dans la paume de votre main,* au centre. Pour le trouver, creusez légèrement votre paume et appuyez juste au milieu. À droite et à gauche.

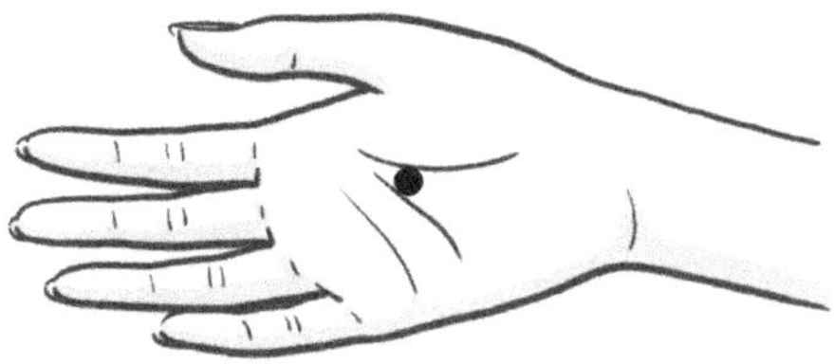

- *À la base de votre cou,* devant, dans le creux qui se trouve au centre, à la jonction des clavicules.

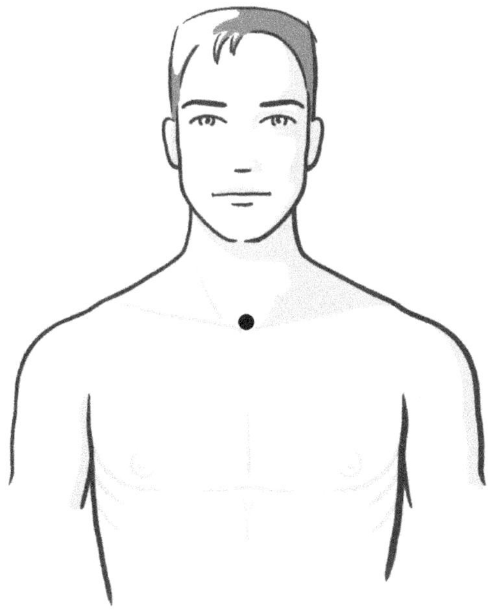

## Pour soulager les maux de tête

Massez du bout du doigt ces deux points :

- *Entre les deux sourcils,* juste au-dessus de la racine du nez, au centre.

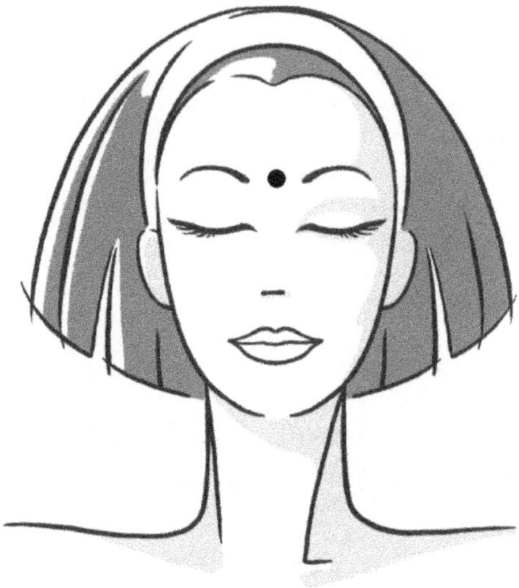

- *Entre le pouce et l'index,* dans la partie charnue de la main, au fond de la fourchette osseuse. À droite et à gauche.

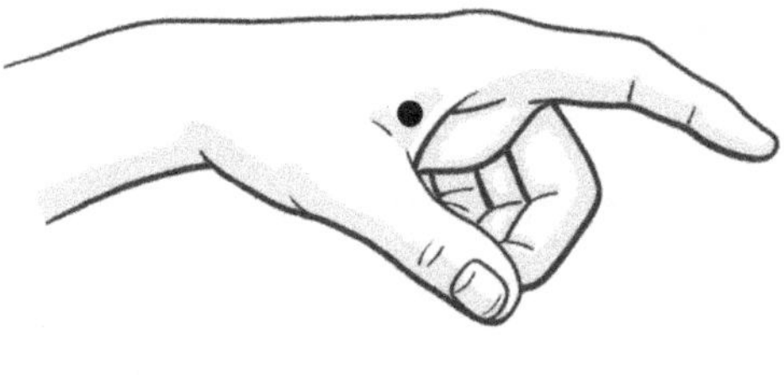

## Pour soulager le mal au dos

Massez du bout du doigt ces trois points :

- *Au centre de la plante du pied,* à un tiers de la distance entre la base des orteils et le bout du talon, au centre. À droite et à gauche.

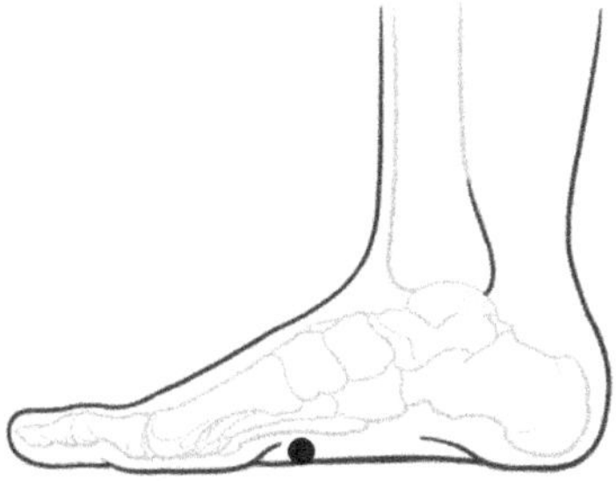

- *Sur la face interne de la cheville,* dans le creux qui se situe juste en dessous de la malléole (l'os saillant), à droite et à gauche.

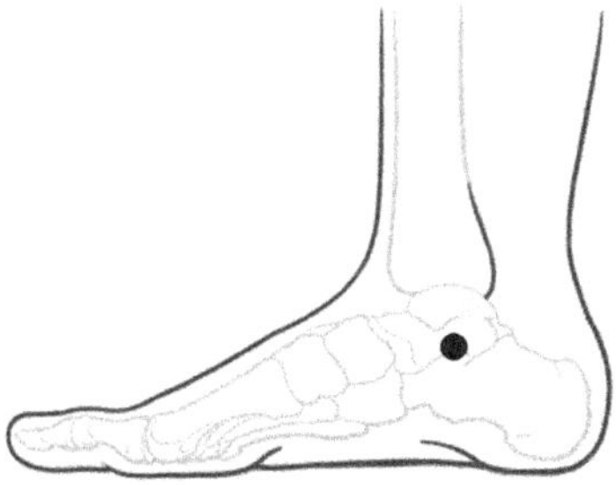

- *Sur la face interne de votre poignet,* à trois travers de doigts au-dessus du pli qui se forme à la base de votre poignet, à droite et à gauche.

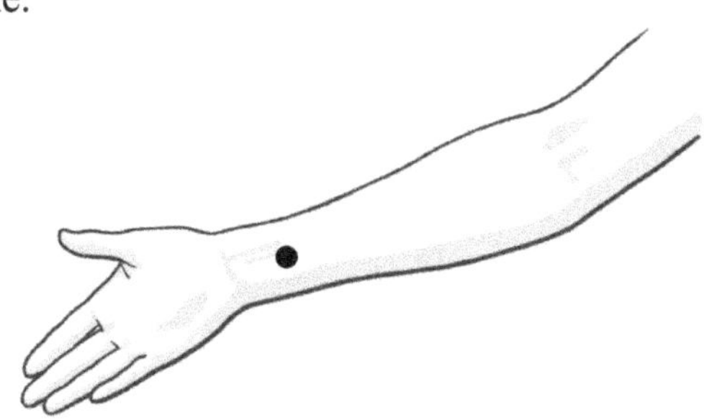

## Pour soulager les douleurs du cou

Massez du bout du doigt ces trois points :

- *À la base du crâne,* sur l'arrière, dans le creux qui se forme au centre, juste sous le renflement de la boîte crânienne (point unique).

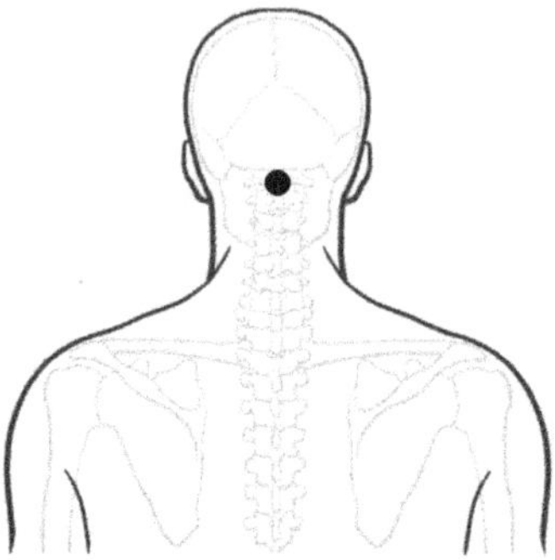

- *De part et d'autre de la base du cou,* à trois travers de doigt le long du muscle qui rejoint l'épaule (le trapèze). Ces deux points peuvent se masser en même temps.

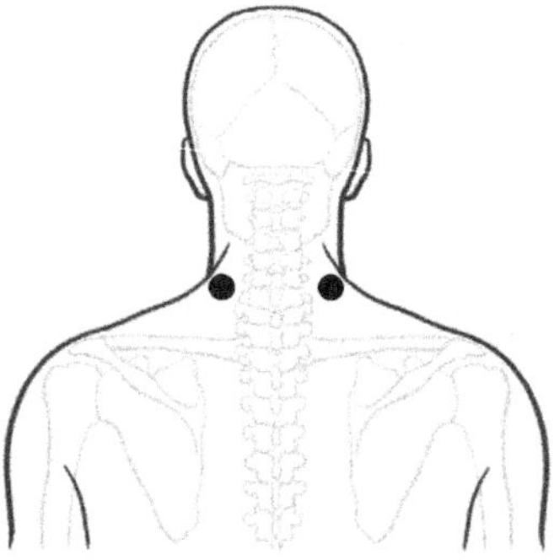

- *Sur la paume de la main,* juste à l'endroit où se pose votre auriculaire lorsque vous le repliez. À droite et à gauche.

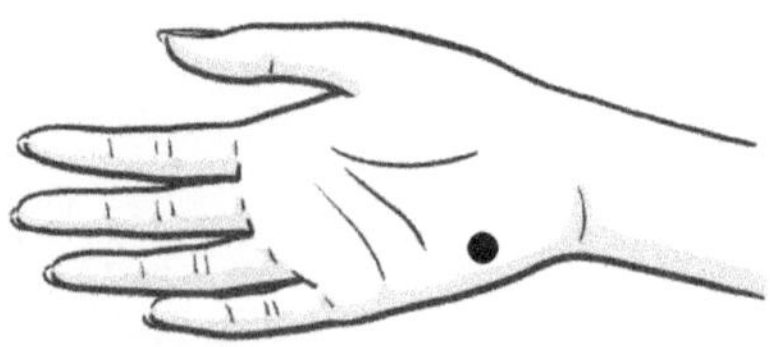

## Pour soulager les douleurs des genoux

Massez du bout du doigt ce point :

- *Sur la face antérieure de la jambe,* sous le genou, juste à la jonction entre les deux os de la jambe (le tibia et le péroné). À droite et à gauche.

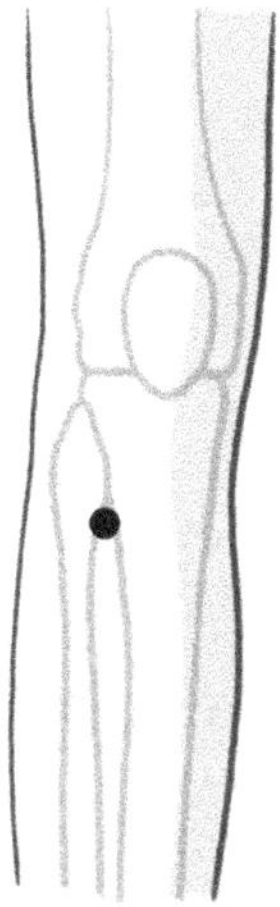

## Pour soulager les brûlures gastriques

Massez du bout du doigt ce point :

- *Sur le dessus du pied,* à la racine des orteils, juste entre le deuxième et le troisième, sur un pied puis sur l'autre.

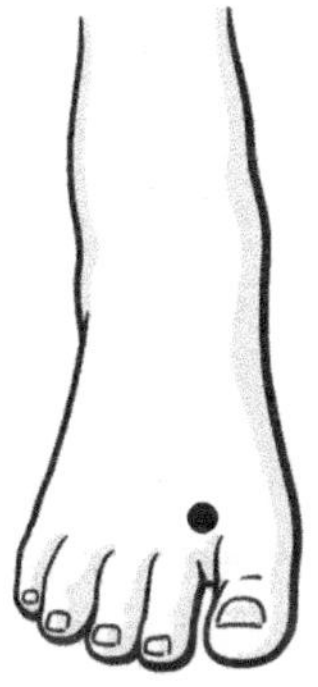

## Pour soulager le mal au ventre (digestif)

Massez du bout du doigt ce point :

- *Dans le pli du coude,* dans le creux qui se forme lorsque vous repliez votre bras.

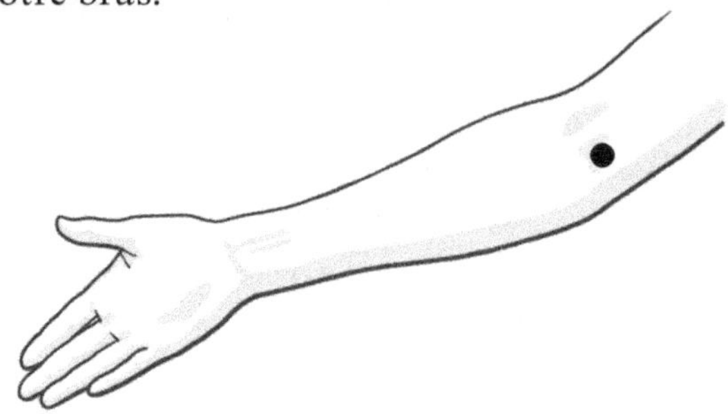

## Pour soulager le mal au ventre (lié aux règles)

Massez du bout du doigt ces deux points :

- *Sur le ventre,* le long de la ligne médiane, à quatre travers de doigts sous le nombril.

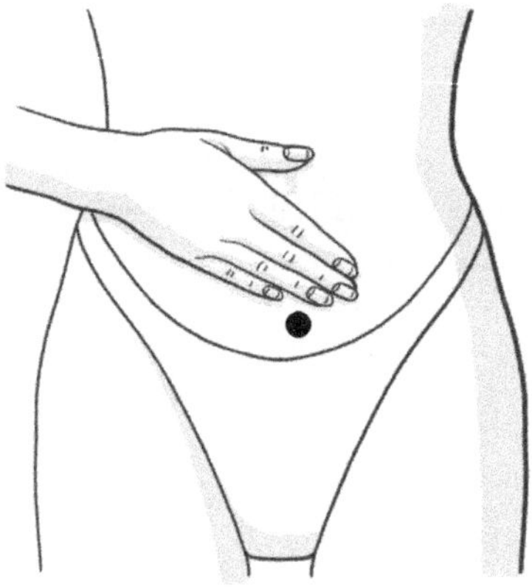

- *Sur le pied,* juste au-dessus de la jonction entre le gros orteil et le second orteil.

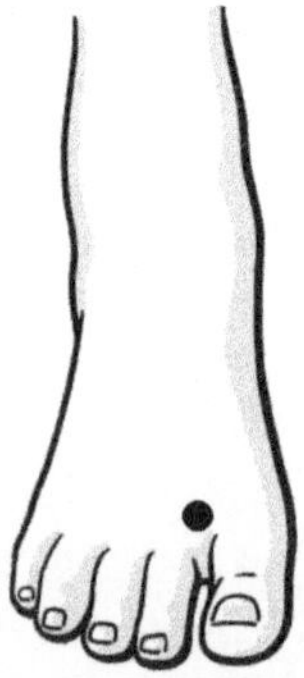

**EN PRATIQUE**

• *Les points conseillés* sont généralement facilement identifiables grâce à des repères anatomiques : sur le visage (contour des lèvres, extrémités des sourcils…), les mains, les bras, les pieds, les jambes, autour du nombril…
• *La plupart du temps*, ils sont doubles et se situent au même endroit sur le côté droit et le côté gauche du corps (bras, jambes…). Seuls les points situés sur le ventre ou le dos sont uniques, et généralement placés sur la ligne médiane.
• *Les stimulations se font ensuite en appuyant sur chaque point avec la partie charnue* (la pulpe) qui se trouve à l'extrémité de l'index ou du pouce.
• *La pression n'est pas très longue :* deux à trois minutes maximum. Pour stimuler l'énergie, il suffit de faire tourner la pression dans le sens des aiguilles d'une montre. À l'inverse, pour la disperser, il faut faire tourner la pression dans le sens inverse.

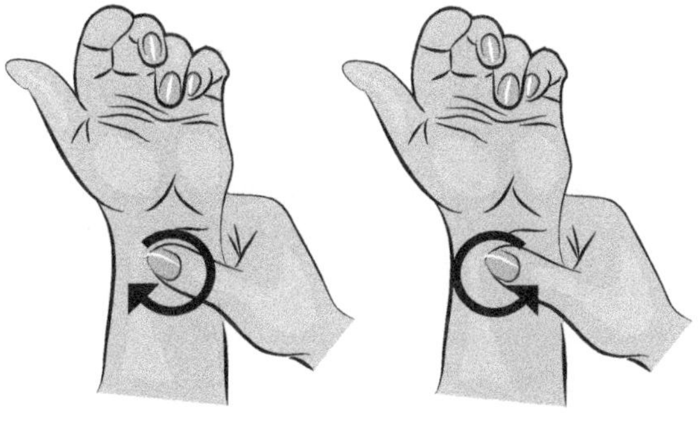

Tonification Dispersion

• *Dans le doute* (vous ne savez pas s'il faut stimuler ou disperser l'énergie), procédez d'abord dans le sens de la dispersion (dans le sens inverse des aiguilles d'une montre), puis de la stimulation (dans le sens inverse).

# 12. LA RÉFLEXOLOGIE

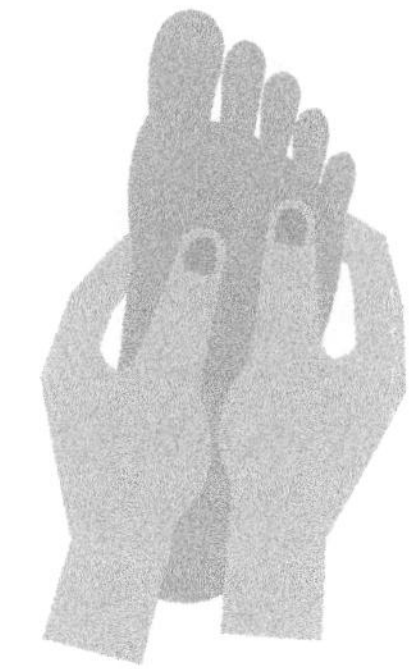

☞ ***Domaines de prédilection :*** toutes les douleurs, quelle que soit leur origine.

Ce massage s'effectue sur les extrémités, principalement les mains et les pieds. Son origine est très ancienne. On en retrouve la trace dans des papyrus égyptiens, bien que cette technique soit probablement née en Chine.

La réflexologie repose sur un principe simple : nous avons, sur la plante des pieds et la paume des mains, des « zones réflexes » en relation avec toutes les parties du corps. Une carte projetée, en quelque sorte. En agissant manuellement sur ces zones réflexes, il est possible de rééquilibrer les organes correspondants et leurs fonctions.

La stimulation de ces zones réflexes est réputée agir sur l'équilibre énergétique, via des trajets qui se répercutent sur l'ensemble de l'organisme. Il est ainsi possible de stimuler les flux énergétiques, les accélérer lorsqu'ils sont trop lents, les ralentir lorsqu'ils s'emballent, ou de dissiper les blocages et les stagnations indésirables. Ce rééquilibrage permet d'atténuer, voire de faire disparaître de nombreuses douleurs, à condition qu'il soit adapté à la situation. Il aide aussi à chasser le stress dont on connaît l'impact négatif sur les phénomènes douloureux.

Pour cela, les gestes vont de la simple caresse, relaxante et apaisante, à des mouvements plus musclés : pétrissages, pressions effectuées avec les pouces… Globalement, ces massages restent agréables, même si, par moments, une sensation gênante peut se manifester. Ainsi, la personne sent parfois sous ses doigts un point particulièrement tendu et douloureux. Cette sensation signale un dysfonctionnement énergétique dans une région du corps. Il faut alors insister sur ce point et accentuer la pression jusqu'à ce que la douleur se dissipe progressivement, au fur et à mesure que l'équilibre se rétablit.

Ces massages couvrent des zones, et non des points précis comme pour le Do-In. Ces zones sont plus ou moins étendues, mais leur taille ne correspond ni à celle de l'organe à soigner, ni à son importance dans notre dispositif corporel. Ainsi, celle de l'oreille est moins étendue que celle des sinus. Voici, à titre d'exemple, quelques zones souvent impliquées dans les phénomènes douloureux. Vous pouvez améliorer leur efficacité en utilisant une huile essentielle choisie en fonction de vos besoins (voir plus haut, p. 97).

### Pour soulager le stress qui intensifie la douleur

Massez globalement vos pieds et vos mains, puis insistez sur les zones suivantes.

- *La zone du plexus solaire.* Elle se trouve sous le pied, à la base du renflement en dessous des orteils, au milieu. La même zone se trouve sur la paume de la main, juste en dessous du renflement à la base des doigts, à l'aplomb du majeur. À droite et à gauche.
- *La zone des glandes surrénales* (qui produisent le cortisol, notre anti-inflammatoire naturel). Elle se trouve sous le pied, au centre du creux qui se forme sous la plante. On trouve une zone correspondante sur la paume de la main, sur le bord interne du mont de Vénus (la région renflée à la base du pouce). À droite et à gauche.

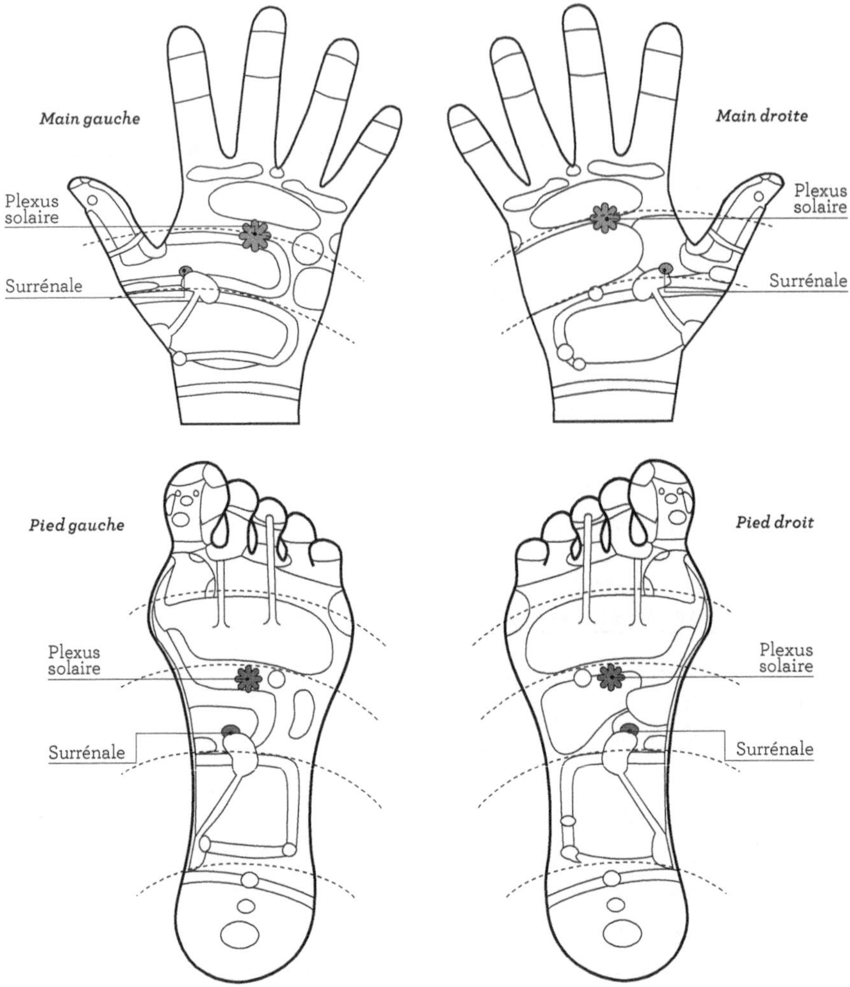


## Pour atténuer les douleurs de l'arthrose

Massez globalement vos pieds et vos mains, puis insistez sur les zones suivantes.

- *La zone des glandes parathyroïdes,* qui se trouve sous le pied juste sous la base du gros orteil. La même zone se trouve sur la paume de la main, juste à la base du pouce. À droite et à gauche.

- *La zone des glandes surrénales* (qui produisent le cortisol, notre anti-inflammatoire naturel). Elle se trouve sous le pied, au centre du creux qui se forme sous la plante. On trouve une zone correspondante sur la paume de la main, sur le bord externe du mont de Vénus (la région renflée à la base du pouce). À droite et à gauche.

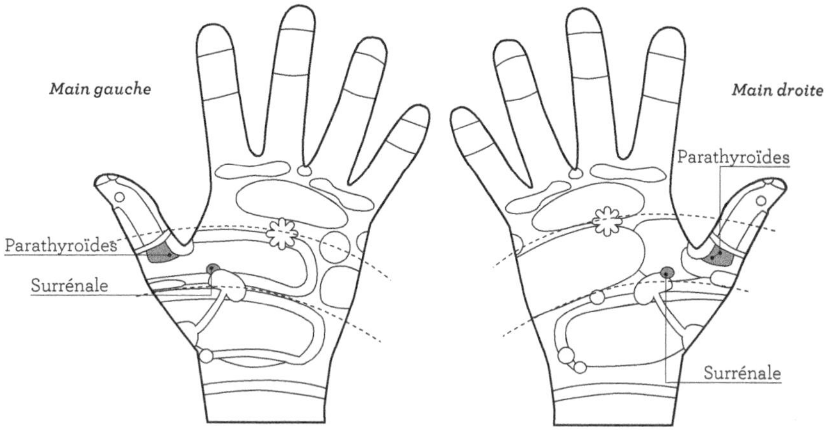


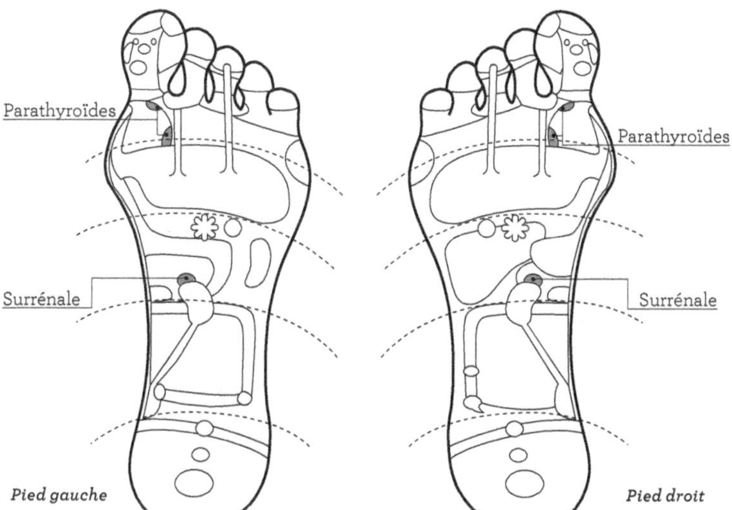

## Pour soulager les ballonnements intestinaux

Massez globalement vos pieds et vos mains, puis insistez sur les zones suivantes.

- *Les zones du foie et de l'intestin,* qui se trouvent sous la plante du pied, dans le creux de la voûte plantaire et en remontant sur le côté vers le gros orteil, et dans la paume des mains au centre et en remontant le long du pouce. À droite et à gauche.

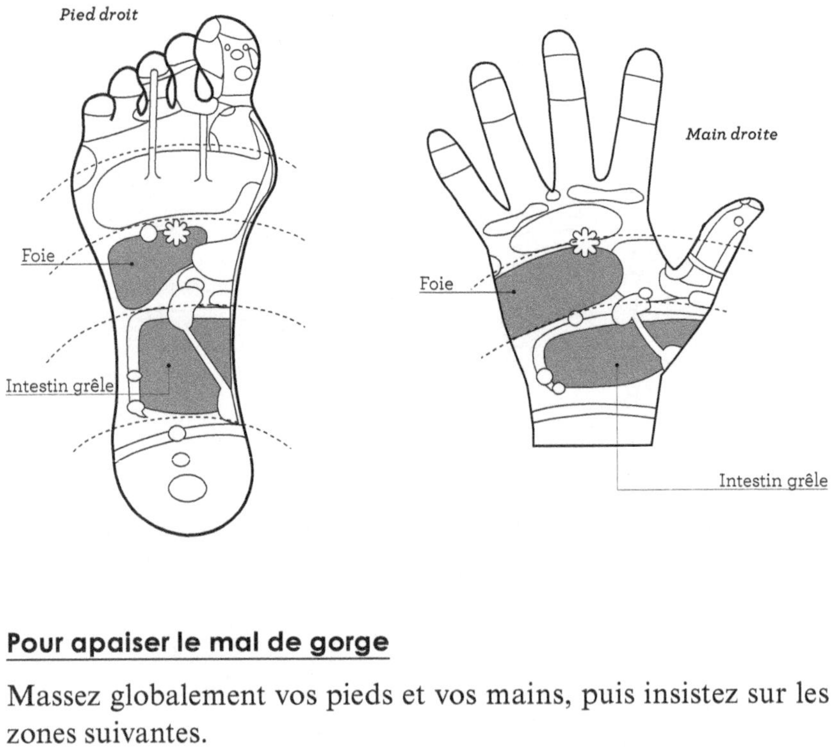


## Pour apaiser le mal de gorge

Massez globalement vos pieds et vos mains, puis insistez sur les zones suivantes.

- *La zone de la gorge,* qui se trouve sur la main à la base du pouce (tout autour du doigt) et sur le pied à la base du gros orteil. À droite et à gauche.
- *La zone de la rate* (afin de stimuler les défenses immunitaires). Elle se trouve sous le pied, à l'aplomb de l'avant-dernier orteil, dans le creux de la voûte plantaire. À droite et à gauche.

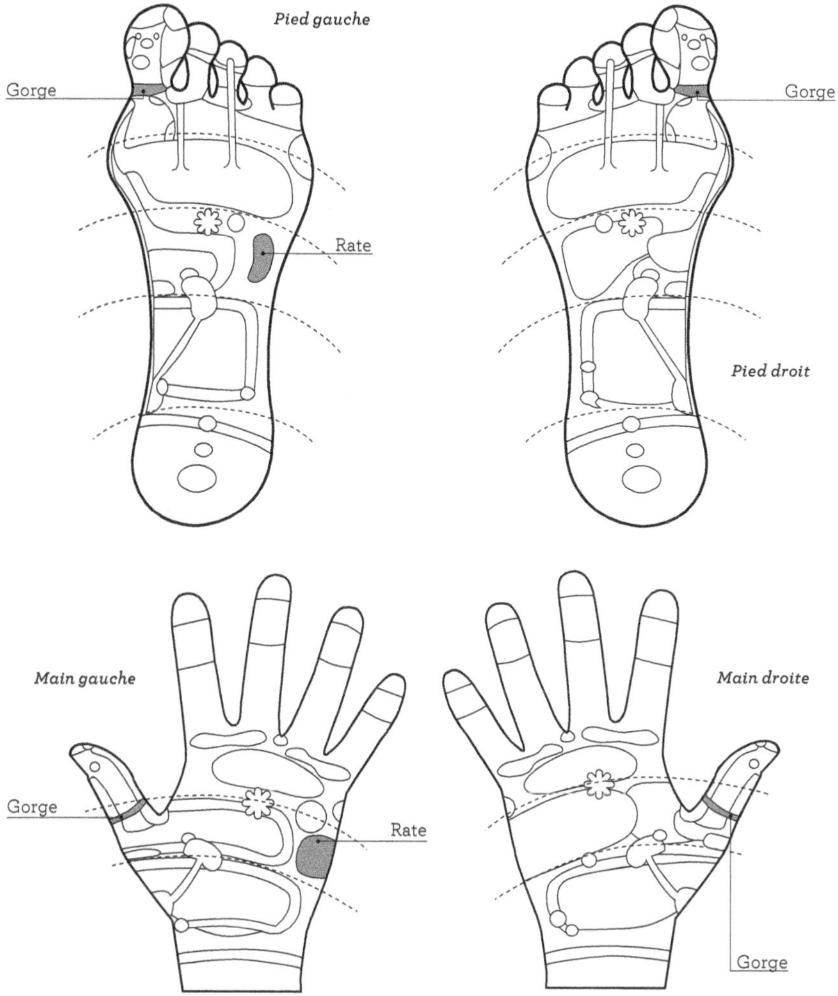


## Pour soulager les douleurs du coude

Massez globalement vos pieds et vos mains, puis insistez sur les zones suivantes.

- *La zone du bras,* qui se trouve sur le bord externe du pied, à un tiers de la distance qui sépare la base du petit orteil du talon.

La même zone se trouve sur le bord externe de la main, juste sous l'os de l'articulation de l'auriculaire. À droite et à gauche.

- *La zone du coude,* qui se trouve sur le bord externe du pied, juste sous la zone du bras. La même zone se trouve sur le bord externe de la main, juste sous celle du bras. À droite et à gauche.

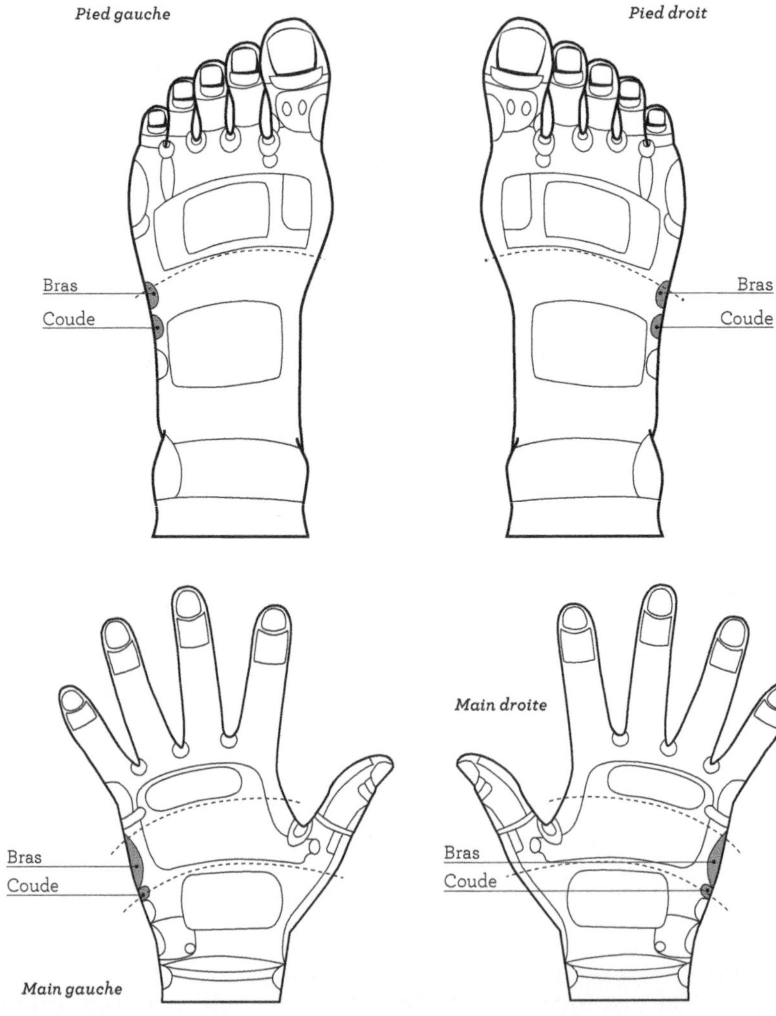

## Pour soulager les douleurs de l'épaule

Massez globalement vos pieds et vos mains, puis insistez sur les zones suivantes.

- *La zone de l'épaule,* qui se trouve sur le bord externe du pied, juste en dessous de la base du petit orteil. Cette même zone se trouve sur le bord externe de la main, juste en dessous du petit doigt. À droite et à gauche.

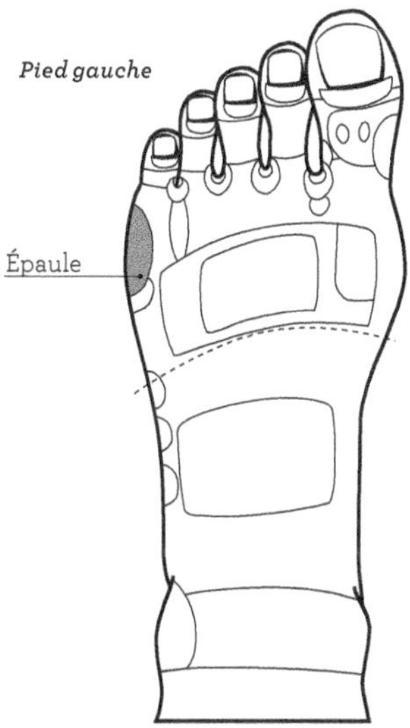


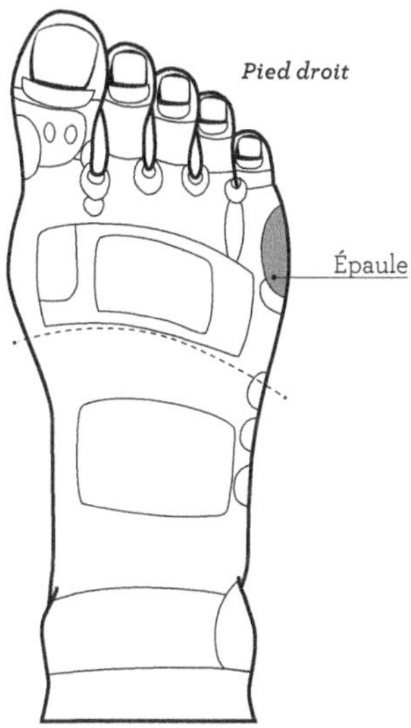


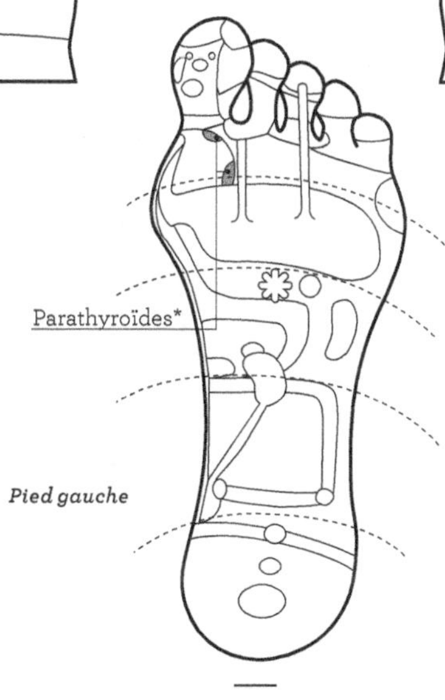

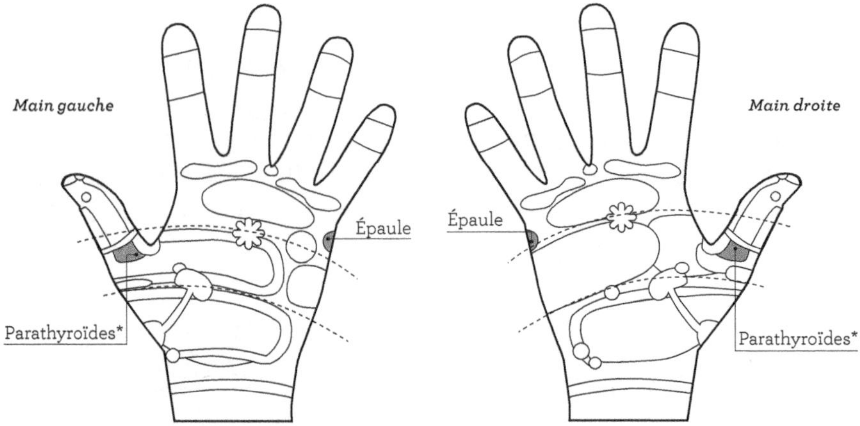


## Pour soulager les jambes lourdes

Massez globalement vos pieds et vos mains, puis insistez sur les zones suivantes.

- *Les zones du système circulatoire et lymphatique,* qui se trouvent à la base de la main, sur le premier pli du poignet, et sur le dessus du pied sur l'angle qui se forme entre la jambe et le pied lorsque, assis, on pose ce dernier au sol. À droite et à gauche.

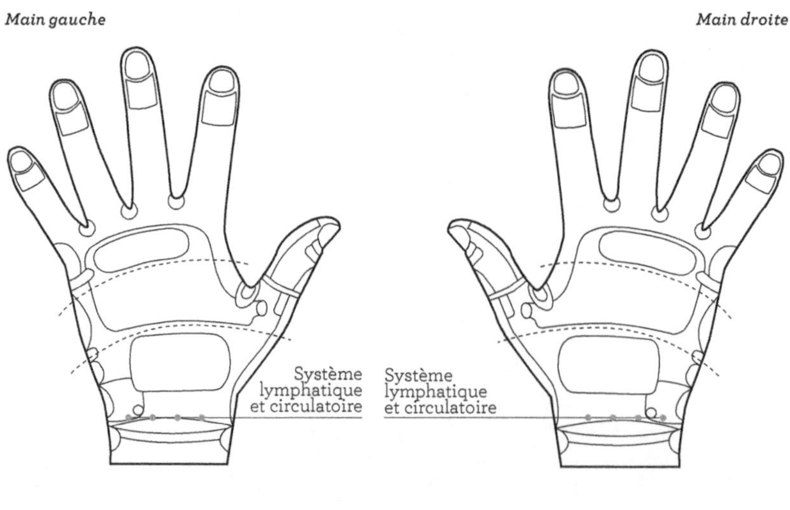

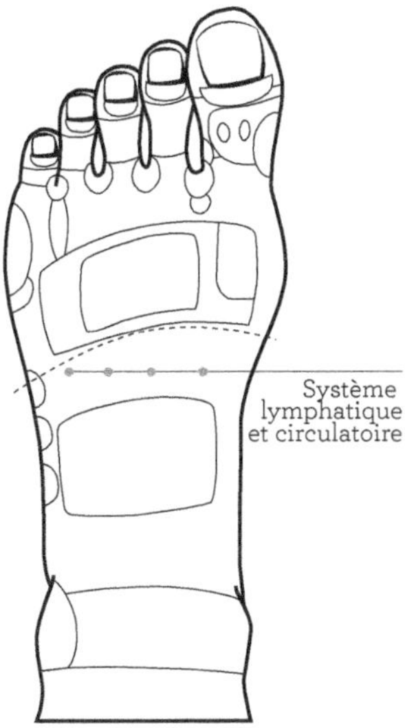


*Pied gauche*

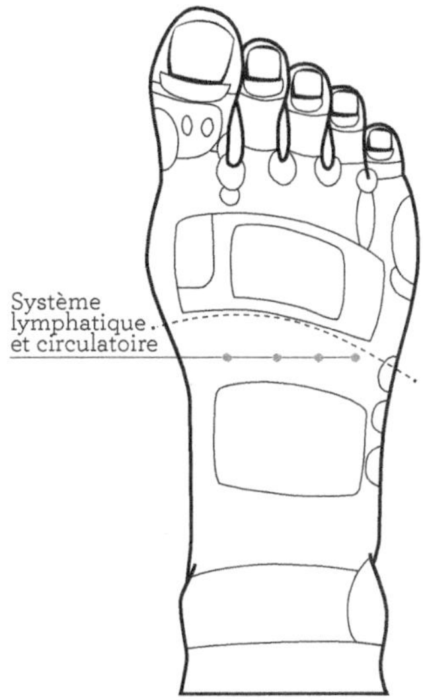


*Pied droit*

**EN PRATIQUE**

• *Commencez par des gestes enveloppants* autour de la cheville et sur le dessus du pied, ou sur la main et la paume.

• *Puis massez un à un les orteils ou les doigts*, et terminez par des pressions vigoureuses du pouce sur toute la surface de la plante ou de la paume.

• *Ensuite, insistez sur les points ou les zones* conseillés en fonction de la localisation de la raideur et de la douleur.

• *Si, en plus, vous procédez avec une huile végétale* additionnée de quelques gouttes d'huile essentielle relaxante, anti-inflammatoire ou antidouleur, vous décuplerez l'effet apaisant du massage.

# 13. LE QI GONG

☞ ***Domaines de prédilection :*** toutes les douleurs, quelle que soit leur origine.

Le qi gong est une pratique physique à visée énergétique qui a donné lieu à des évaluations. En 2007, douze essais cliniques portant sur plus de 1 000 personnes ont révélé des effets bénéfiques significatifs dans des domaines aussi divers que la réduction du stress, la diminution des douleurs articulaires et la prévention du vieillissement tissulaire (entre autres !). De quoi soulager la plupart de vos douleurs.

Les postures et les enchaînements de qi gong ont toujours un but précis. Ils interviennent sur la circulation de l'énergie, l'harmonisent, la fluidifient, la stimulent, la relancent… Chaque mouvement est susceptible d'agir sur un méridien particulier, un organe précis ou un type d'énergie. Le qi gong n'est pas seulement un instrument de bien-être, même s'il est souvent pratiqué comme tel en Occident. C'est aussi une véritable thérapeutique, appliquée en Chine en milieu médical. Au point que certains hôpitaux sont spécialisés dans les traitements par le qi gong.

Le qi gong n'est pas une danse, bien que les gestes entretiennent la souplesse et l'agilité. Ce n'est pas davantage un art martial, ni même une technique de concentration. Et pourtant, de nombreux éléments empruntés à toutes ces catégories sont indispensables à la bonne pratique du qi gong. Ce n'est pas la perfection des gestes

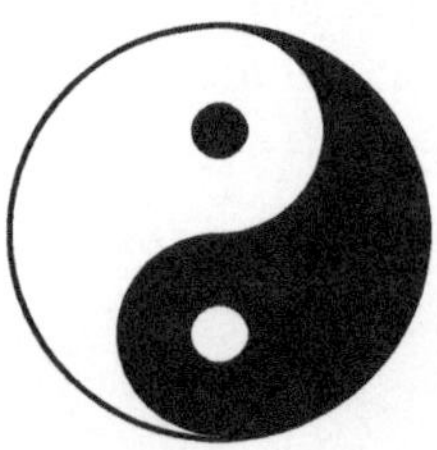

qui compte avant tout, c'est l'état d'esprit dans lequel on les effectue. Le qi gong demande d'être concentré, présent à soi-même et à chaque mouvement que l'on effectue. C'est pourquoi la respiration est toujours étroitement associée aux mouvements et aux postures.

Une fois cette capacité développée, on peut focaliser son attention sur la justesse des gestes. C'est la deuxième étape. Car pour être vraiment efficaces, les figures du qi gong demandent à être réalisées de manière rigoureuse. Cette technique énergétique s'est structurée au fil des millénaires, au point de devenir aujourd'hui d'une étonnante précision. Les postures statiques, assez simples, alternent avec des enchaînements qui peuvent parfois se révéler très complexes pour les débutants. C'est pourquoi il faut y aller progressivement, sans brûler les étapes.

Si vous souffrez d'une (ou plusieurs !) douleur récurrente ou chronique, consultez un praticien qui saura adapter les postures et les enchaînements à votre état. Voici, à titre d'exemple, quelques postures et enchaînements couramment conseillés.

## Pour soulager la douleur de la sinusite

Deux méridiens nourrissent en énergie les tissus de la face et les organes circulatoires : celui du Poumon et celui du Gros intestin. Les exercices visent à les équilibrer. Pratiquez matin et soir, pendant toute la durée de la crise. Si vous êtes particulièrement sujet aux sinusites, pratiquez aussi pendant trois mois en automne.

### *L'étirement du méridien du Poumon*

Vous êtes debout, les pieds écartés de la largeur des épaules, les genoux légèrement fléchis. Vous ouvrez les bras à l'horizontale, puis vous étirez vos pouces vers l'arrière et ensuite vers le bas. Vous ramenez alors vos bras vers l'avant, en arrondi, devant la poitrine. Répétez tranquillement cinq fois.

***L'étirement du méridien du Gros intestin***

Vous êtes dans la même position de départ que pour l'étirement précédent. Vous tendez vos bras devant vous, les paumes tournées vers le ciel. Vous joignez votre pouce et votre index de chaque côté. Puis vous levez les bras sur les côtés, à l'horizontale mais légèrement fléchis. Vos poignets relâchés laissent vos mains pendre vers le sol. Vous inclinez votre tête vers la droite en étirant lentement votre bras gauche, puis vers la gauche en étirant votre bras droit. Vous revenez à votre position de départ. Répétez cinq fois.

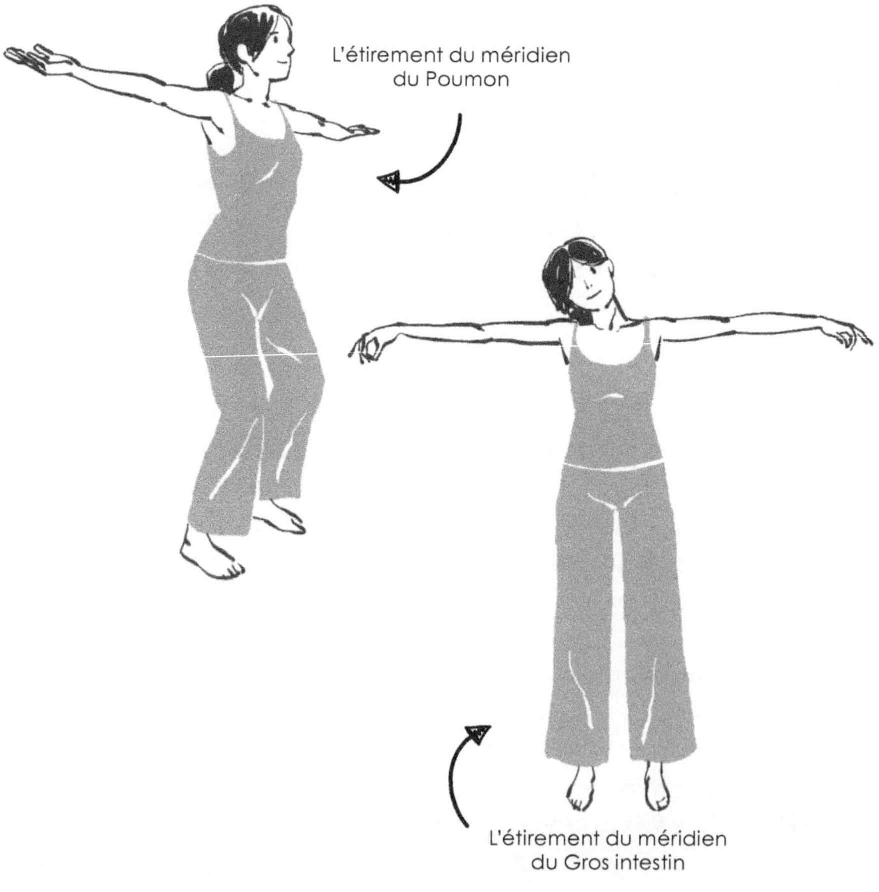

## Pour soulager les douleurs digestives

Deux méridiens sont étroitement impliqués dans la digestion : celui du Foie et celui de la Vésicule biliaire. Pratiquez matin et soir, soit pendant la durée de la crise douloureuse, soit pendant au moins trois mois au printemps si vos problèmes digestifs sont récurrents ou chroniques

### *L'étirement du méridien du Foie*

Vous êtes debout, les pieds largement écartés. Puis vous fléchissez les genoux de manière à être dans la même position qu'un cavalier sur sa monture. Ensuite, déplacez le poids de votre corps sur la jambe droite, en la fléchissant davantage et en allongeant l'autre. Votre buste est tourné vers la gauche, votre regard en direction de votre jambe tendue. Vos mains sont posées sur votre taille. Maintenez la position une minute, en respirant calmement et profondément. Puis revenez à votre position initiale et faites la même chose de l'autre côté. Recommencez cinq fois.

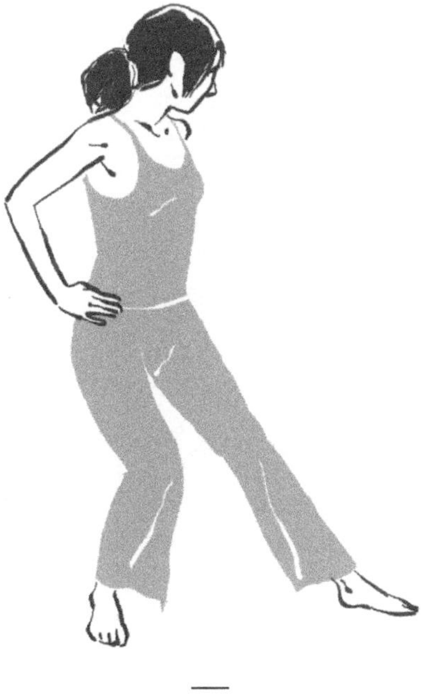

***L'étirement du méridien de la Vésicule biliaire***

Vous êtes debout, les pieds écartés de la largeur de vos hanches. Vos mains sont croisées devant vous, les bras ballants. Avancez votre pied droit d'environ un pas. Une fois qu'il est posé au sol, tournez-le vers l'extérieur. Faites porter le poids du corps sur cette jambe en avançant votre bassin. Votre talon gauche s'est décollé du sol et votre pied repose sur les orteils. Tournez vos hanches et votre torse vers la droite, tout en montant vos bras au-dessus de votre tête (sans décroiser les doigts). Étirez-vous en vous tournant au maximum et en levant loin vos bras. Tenez la position pendant une minute, puis revenez à votre position initiale et procédez de la même manière de l'autre côté. Recommencez cinq fois.

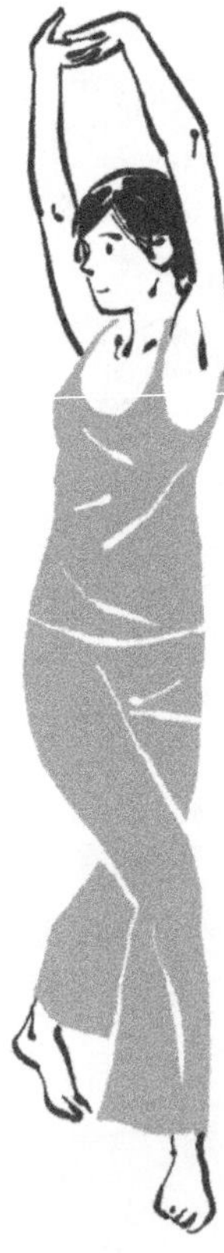

## Pour soulager la douleur de la cystite

Il s'agit d'une maladie infectieuse qui peut être très douloureuse. Elle demande une prise en charge sérieuse. Cependant, si vous êtes particulièrement sujet aux cystites, vous pouvez atténuer les poussées douloureuses et les espacer avec cet exercice. Pratiquez matin et soir au moment des crises, ou pendant trois mois pendant l'hiver.

### *L'étirement du méridien de la Vessie*

Vous êtes debout, les pieds très légèrement écartés, les épaules souples. Vous avancez le pied droit, tout en gardant le poids de votre corps sur votre jambe arrière. Vos mains sont relâchées, devant votre ventre. Croisez vos doigts et levez vos bras en l'air. Vos paumes sont tournées vers le ciel, vos doigts toujours croisés. Étirez bien vos bras et tenez la position trente secondes. Puis redescendez vos bras sur le côté et posez vos mains sur votre taille. Toujours en appui sur la jambe arrière, penchez votre buste vers l'avant tout en relevant les orteils du pied droit. Tenez la position trente secondes. Reprenez votre position initiale et procédez de la même manière de l'autre côté. Répétez le tout cinq fois.

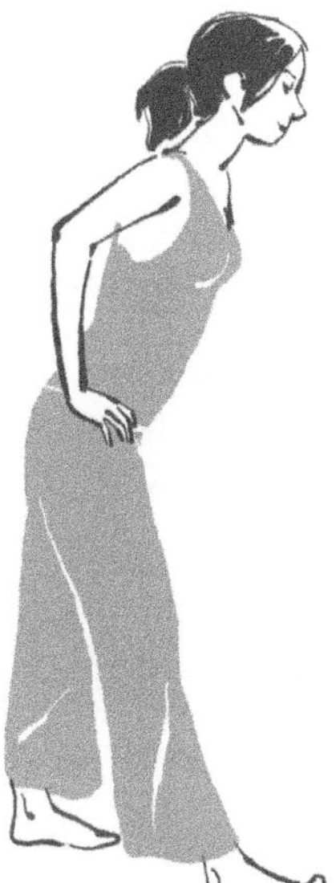

## Pour soulager les douleurs du cou et des épaules

Que la douleur soit liée à une contracture ou à un problème articulaire, cette posture appelée « La tête de la tortue » vous soulagera. Elle fait circuler l'énergie dans la région cervicale et dans les épaules. Pratiquez-la matin et soir en période de crise douloureuse. Si les douleurs sont récurrentes ou chroniques, procédez en cures de trois mois, deux ou trois fois par an.

### *La tête de la tortue*

Vous êtes assis, les fesses au bord d'une chaise et les pieds bien à plat sur le sol. Vous fermez les yeux. Votre respiration est lente, fluide et régulière. Votre dos est bien droit, vos épaules détendues. Vous rentrez légèrement le menton et vous étirez votre colonne vertébrale comme si un fil partant du sommet du crâne l'accrochait au ciel. Inspirez en montant votre menton afin que votre tête se retrouve dans une position médiane, sans la pencher trop vers l'arrière. Puis baisser la tête vers l'avant, lentement, en expirant, sans bouger vos épaules, comme si vous vouliez que votre menton touche votre poitrine. En inspirant, levez de nouveau la tête et revenez à votre position initiale. Répétez le mouvement dix fois, sans vous presser. Au début, ne forcez pas. Au fur et à mesure que vos muscles se détendent, amplifiez un peu l'amplitude du mouvement.

## Pour soulager les douleurs lombaires

Les douleurs du dos sont liées au flux énergétique des différents méridiens qui passent le long de la colonne vertébrale. Pour soulager celles qui touchent la région lombaire, vous allez pratiquer cette posture : « Viser un aigle ». Si vous avez mal souvent (voire tout le temps !), effectuez cette posture le plus fréquemment possible, tous les jours si c'est nécessaire. Si la douleur est ponctuelle, pratiquez matin et soir tant qu'elle dure.

***Viser un aigle***

Vous êtes debout, les pieds largement écartés, les bras le long du corps. Votre bassin est basculé vers l'avant. Prenez quelques respirations profondes. Fléchissez les jambes jusqu'à ce que vos cuisses soient presque à l'horizontale (autant que votre souplesse ostéo-articulaire vous le permet). Votre buste reste bien droit. Inspirez en remontant vos bras pour les croiser devant votre poitrine. En expirant, tendez votre bras droit sur le côté droit, l'index tendu comme si vous vouliez désigner quelque chose. Votre autre bras, plié, s'écarte vers la gauche. Vous vous retrouvez dans la position d'un tireur à l'arc, la tête tournée vers le bras tendu. Votre regard vise un objet au-delà de votre index pointé. Inspirez en revenant vers le centre, puis procédez de la même manière du côté gauche. Répétez cet exercice complet (à droite et à gauche) trois fois de suite, au moins une fois par jour.

**EN PRATIQUE**

- *L'idéal est de prendre d'abord quelques cours*, afin d'éviter les erreurs courantes qui nuisent à l'efficacité de la pratique. Ensuite, vous pourrez répéter les exercices chez vous sans risque.
- *Les meilleures heures pour pratiquer le qi gong au quotidien* sont le matin, pour réveiller l'énergie et la canaliser, et le soir pour la calmer.
- *Les séances n'ont pas besoin d'être très longues :* une dizaine de minutes suffisent si l'on pratique tous les jours.
- *Il est recommandé de pratiquer* dans un endroit calme où l'on ne sera pas dérangé, et de porter des vêtements amples qui ne gênent pas les mouvements (de préférence en matière naturelle).
- *Le travail sur la respiration* fait partie intégrante des postures et des enchaînements. Ne l'oubliez pas...

# 14. LE YOGA

☞ ***Domaines de prédilection :*** toutes les douleurs, quelle que soit leur origine, à condition de pratiquer régulièrement.

En Inde aussi, la notion d'énergie est au centre de la médecine traditionnelle, même si le principe en est codifié d'une manière différente*. Chacun peut intervenir sur son équilibre énergétique en pratiquant le yoga sous l'une de ses deux formes couramment pratiquées en Occident : le Hatha yoga, le plus répandu, qui consiste en des enchaînements de postures et de gestes ; le Nidra yoga, plus axé sur la modification de l'état de conscience et la détente.

Le terme *Yoga* est issu de la racine sanscrite « yug », qui traduit l'idée d'unification. Le but de cette pratique est clairement exprimé dans son nom : unifier le corps et l'esprit, joindre le physique au mental et se fondre dans l'harmonie universelle. L'énergie étant, bien sûr, l'agent de cette réunification. Le yoga repose sur la tenue prolongée de postures, la maîtrise de la respiration et la concentration mentale.

En ce qui concerne le sujet de ce livre, le yoga intervient aussi sur certains récepteurs de la douleur, ainsi que sur la moelle épinière qui constitue la grande « autoroute » des messages douloureux. En outre, il modifie les sécrétions hormonales, en favorisant celles qui ont un rôle antalgique et anti-inflammatoire. Enfin, il aide à se reconnecter avec les sensations corporelles que l'on a tendance à « oublier » lorsque l'on souffre.

* Précisons que le yoga ne fait pas partie, à proprement parler, de la médecine ayurvédique. Il s'est développé parallèlement à ce courant médical. L'ayurvéda et le yoga sont aussi anciens l'un que l'autre (plusieurs millénaires).

Vous le savez déjà : les exercices de respiration, concentration et relaxation ont leur place dans l'arsenal antidouleur quotidien. Le yoga agit à tous ces niveaux, auxquels il ajoute une dimension énergétique. C'est un soin complet, très efficace lorsqu'il est pratiqué régulièrement. Commencez toujours par quelques cours auprès d'un enseignant qui saura vous conseiller. Une fois que vous aurez appris à pratiquer en évitant les erreurs les plus courantes, vous pourrez poursuivre à la maison, le matin et/ou le soir. Réservez les postures les plus relaxantes pour le soir, elles vous aideront à trouver plus rapidement le sommeil.

## Pour atténuer toutes les douleurs

Certaines postures agissent directement sur l'équilibre nerveux, notamment la relation entre les systèmes orthosympathique et parasympathique. Elles contribuent ainsi à soulager toutes les douleurs, quelle que soit leur origine. Voici un exemple d'exercice destiné à apaiser le système nerveux central.

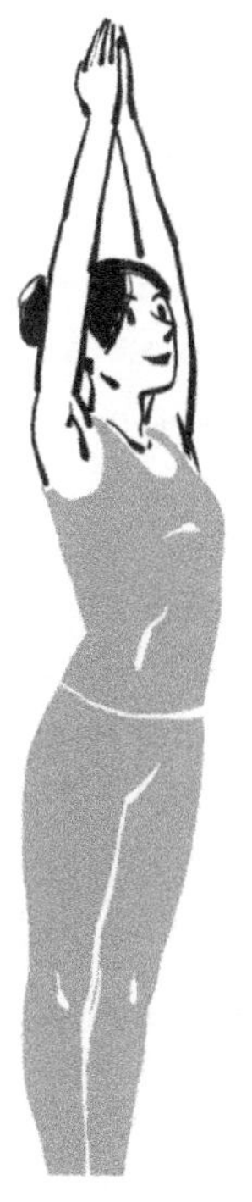

### *La pandiculation*

Vous êtes debout, le dos bien droit, les épaules relâchées, les bras le long du corps. Vous ramenez vos mains paume contre paume devant vous, au niveau de votre poitrine. Puis vous inspirez en levant les bras vers le ciel de manière à former un V. Creusez un peu vos lombaires et rapprochez vos omoplates. Retenez votre souffle autant que vous le pouvez (sans parvenir au moment où cela devient pénible). Enfin, expirez lentement et profondément en revenant à votre position initiale.

## Pour soulager les douleurs articulaires

Demandez conseil à votre enseignant, qui vous indiquera des postures adaptées à votre état articulaire. Par exemple : la posture de la montagne et celle du bateau. Elles sont parmi les plus conseillées en cas de douleurs articulaires. Elles vous aideront à dénouer globalement les crispations et les contractures qui diminuent votre souplesse. Elles permettent aussi de modifier le seuil de perception de la douleur. Au début, ne forcez pas trop. Vous augmenterez l'amplitude du geste au fur et à mesure que vos tissus articulaires vous le permettent.

### *La posture de la montagne*

Mettez-vous debout sur un tapis, les pieds bien joints (talons et orteils collés). Laissez pendre vos bras, bien détendus, les paumes tournées vers vos cuisses. Inspirez profondément et hissez-vous sur la pointe des pieds. En même temps, levez les bras au-dessus de votre tête et joignez vos paumes. Inclinez votre tête vers l'arrière, comme pour regarder vos mains (sans forcer si vous avez mal). Continuez à respirer calmement et amplement. Tenez la posture pendant 10 secondes, puis posez vos talons au sol et baissez vos bras. Détendez votre corps pendant 10 secondes, puis recommencez trois fois.

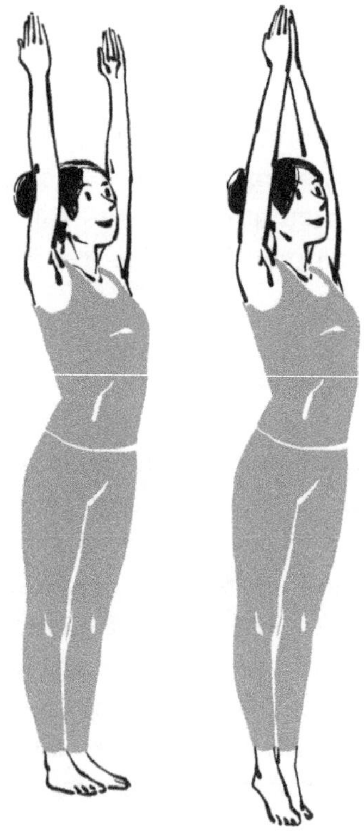

***La posture du bateau***

Allongez-vous à plat ventre sur un tapis. Vos pieds sont collés l'un contre l'autre, vos bras sont tendus vers l'avant, les paumes tournées vers le tapis. En inspirant, levez vos bras vos jambes. Votre corps repose sur votre ventre (idéalement sur la région du nombril). Vos bras et vos jambes restent tendus. Tenez la posture pendant 10 secondes, en respirant calmement et profondément, puis reposez bras et jambes sur le sol. Attendez une dizaine de secondes, puis recommencez cinq fois.

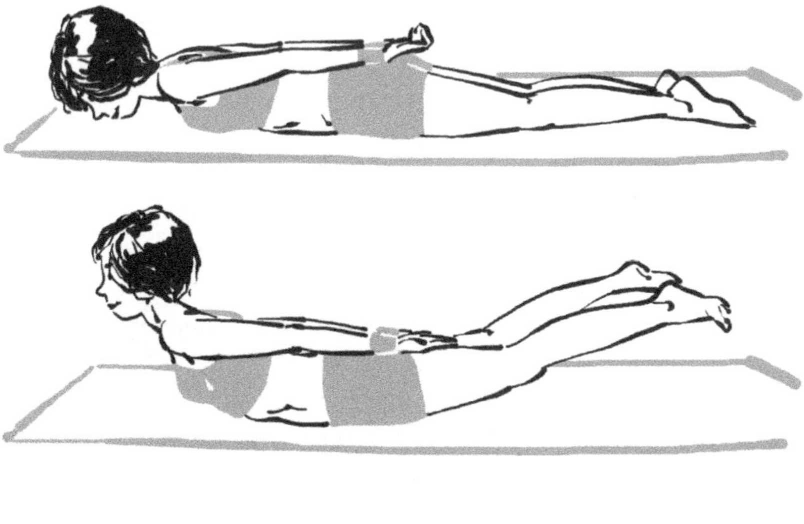

## Pour se défaire des crispations musculaires dans le bas du corps

Le yoga est extrêmement apaisant, autant pour le mental et les émotions que pour le corps (notamment au niveau articulaire et musculaire). Il existe de nombreux étirements très efficaces pour soulager les tensions. Cet « étirement de la hanche » par exemple est souvent conseillé lorsqu'on souffre des hanches, des lombaires, des genoux, des chevilles…

### *L'étirement de la hanche*

Allongez-vous sur le dos, sur un tapis de sol. Votre corps est décontracté, vos bras reposent le long de votre corps, vos pointes de pieds détendues retombent naturellement sur les côtés. Rapprochez vos bras de votre corps et pliez les jambes en ramenant les talons le plus près possible de vos cuisses (ne forcez pas si vous avez mal). Ramenez votre genou gauche vers votre ventre, sans lever les fesses (toujours sans forcer). Puis passez votre pied droit par-dessus la cuisse gauche, comme pour croiser les jambes. C'est l'arrière de votre talon droit qui est posé sur votre cuisse gauche. Vos jambes restent détendues. Attrapez l'arrière de votre cuisse gauche avec vos deux mains, puis effectuez des légères pressions pour ramener vos jambes le plus près possible de votre ventre, sans forcer. Arrêtez dès que vous avez mal. Tenez ainsi une vingtaine de secondes, puis revenez à votre position initiale, jambes allongées sur le sol, puis procédez de la même manière de l'autre côté. Répétez trois fois. Pendant tout l'exercice, conservez une respiration ample et profonde. Concentrez votre attention sur vos jambes et vos fesses qui s'étirent et gagnent en fluidité.

**EN PRATIQUE**

• *Commencez par prendre quelques cours* auprès d'un professeur bien formé, qui vous enseignera les bases de la pratique. Vous pourrez ensuite répéter les postures et les mouvements chez vous.

• *Il suffira alors* de vous procurer un petit tapis de sol que vous poserez dans une pièce calme, ni trop chaude ni trop froide et de porter des vêtements amples pour ne pas vous sentir gêné, notamment à la taille et autour du cou.

• *Pour être pleinement efficace*, le yoga doit se pratiquer en séances d'une heure environ, intégrant différentes postures et enchaînements de manière cohérente, en fonction de la douleur à traiter.

• *On peut pratiquer le yoga à tout âge*, et il n'a pas de contre-indications. Une seule règle est à suivre : ne forcez pas lorsque vous avez mal et pratiquez régulièrement, le matin et/ou le soir.

CHAPITRE 6

# GÉRER LA DOULEUR, AU CAS PAR CAS...



Au-delà de ces conseils généraux (ou plutôt en complément), chaque douleur pourra bénéficier de soins locaux que vous choisirez en fonction des modalités de la douleur : son lieu d'apparition, son origine... Migraine ou rage de dents, douleur articulaire ou maux de ventre, ecchymose ou brûlure, à chaque douleur répondent quelques gestes simples à base de produits naturels ou issus de médecines venues d'ailleurs. De quoi les soulager, voire souvent les faire disparaître durablement.

## LES PETITS BOBOS DOULOUREUX DU QUOTIDIEN

La vie n'est pas un long fleuve tranquille ! Nos activités quotidiennes provoquent parfois des accidents qui, même s'ils sont généralement peu graves, ont des conséquences douloureuses. On se cogne, on se brûle, on tombe... Et ça fait mal ! Les soins naturels sont là pour accélérer la guérison et neutraliser la souffrance.

## Les bleus et les bosses

Lorsque l'on subit un choc, il arrive que la peau résiste et ne se déchire pas. Mais dans les jours suivants, la zone qui a subi le traumatisme devient rouge, puis la teinte vire au bleu, au violet et enfin au jaune verdâtre avant de disparaître. Elle est douloureuse au toucher. C'est ce que l'on appelle une ecchymose (un bleu). Lorsque la région ne change pas de couleur mais qu'elle gonfle, on parle de contusion (bosse). Cependant, la distinction n'est pas toujours aussi aisée car les bosses tournent souvent au bleu. Le plus souvent, les ecchymoses et les contusions sont bénignes. Elles disparaissent au bout de huit à dix jours, sans traitement. Quelques soins accélèrent le mouvement.

### *1. Des granules homéopathiques*

C'est l'Arnica qui va venir à votre secours. C'est « la » plante des chocs. Bleus et bosses n'y résistent pas.

**EN PRATIQUE**

- *Conservez* toujours à la maison un tube d'*Arnica* 5 CH.
- *En cas de choc* (bleu, bosse ou les deux), prenez immédiatement 5 granules.
- *Répétez* deux heures plus tard (jusqu'à trois ou quatre fois).
- *Si vous avez eu peur* au moment du choc (une chute par exemple), prenez en alternance 5 granules d'*Arnica* 5 CH et d'*Arnica* 15 CH. Le premier a une action physique, le second agit au niveau émotionnel.

### *2. Une friction à l'hélichryse*

Cette huile essentielle est un antihématome exceptionnel. De quoi faire régresser bleus et bosses à toute vitesse. En plus, le soin est extrêmement simple. Profitez-en…

**EN PRATIQUE**

• *Procurez-vous,* dans une pharmacie ou une parapharmacie, un flacon d'huile essentielle d'hélichryse italienne.
• *Versez 2 ou 3 gouttes* pures sur la zone qui a subi le choc (cette huile essentielle n'est pas irritante), et faites pénétrer en frottant très légèrement (ne massez pas).
• *Répétez* trois ou quatre fois par jour, jusqu'à disparition de toute trace.

### *3. Des compresses au jus de citron glacé*

Si vous n'avez rien d'autre sous la main, faites un tour dans votre cuisine pour voir si vous avez un citron. Vous en tirerez un soin rapide et efficace, car le citron améliore rapidement la circulation sanguine dans la zone endommagée par le choc.

**EN PRATIQUE**

• *Pressez un citron* et utilisez immédiatement le jus pour mouiller une compresse en coton.
• *Placez le tout au congélateur* pendant une dizaine de minutes, puis posez sur la zone atteinte.
• *Laissez en place* pendant une vingtaine de minutes. Renouvelez aussi souvent que nécessaire.
• *Cette recette est très efficace* lorsqu'elle est appliquée juste après le coup, avant que le bleu soit installé.

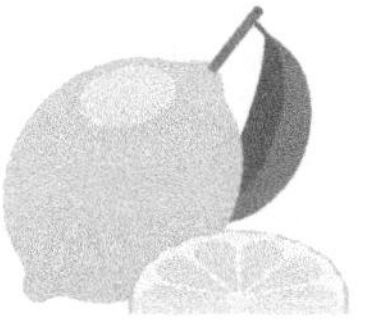

## Les brûlures et les coups de soleil

De nombreuses activités quotidiennes nous font côtoyer de près une source de chaleur : on repasse, on sort un plat du four… Il suffit d'un faux mouvement pour que la peau se retrouve en contact avec une chaleur suffisante pour endommager les tissus. C'est une brûlure, qui se révèle souvent très douloureuse. À ce titre, un gros coup de soleil est une véritable brûlure et doit être traité comme telle. De la simple rougeur cuisante à l'altération profonde des tissus, les brûlures peuvent être plus ou moins graves. Seules les brûlures du premier degré (la peau est rouge) ou celle du deuxième degré superficielles (la peau fait une cloque qui se déchire) peuvent être soignées à la maison. Si l'altération des tissus est plus grave, il vaut mieux consulter.

### *1. Une friction à la lavande*

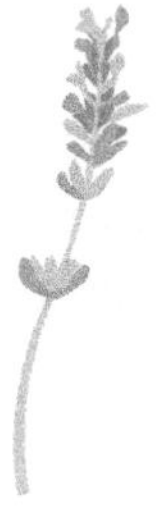

L'huile essentielle de lavande aspic est exceptionnellement cicatrisante. Elle accélère la régénération des tissus lésés par la brûlure. En plus, elle est analgésique et antibactérienne, ce qui est très utile pour neutraliser la douleur et pour éviter la surinfection lorsque la peau est déchirée.

**EN PRATIQUE**

- *Procurez-vous* un flacon d'huile essentielle de lavande aspic.
- *Versez quelques gouttes* sur la brûlure et frottez très légèrement pour la faire pénétrer.
- *Procédez ainsi* tous les quarts d'heure pendant une heure. Puis répétez le geste trois fois par jour pendant cinq à six jours.

### *2. Un cataplasme de miel*

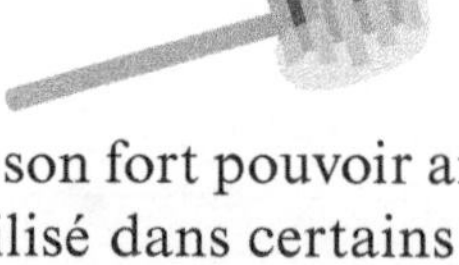

Le miel a fait la preuve de son fort pouvoir antiseptique et cicatrisant, au point qu'il est utilisé dans certains services hospitaliers de grands brûlés. Il ne faut cependant pas l'employer n'importe comment. Choisissez un miel bio et maintenez-le bien fermé entre deux utilisations.

**EN PRATIQUE**

- *Étalez une couche* généreuse de miel sur la région brûlée, et couvrez avec un pansement ou une compresse stérile recouverte d'un bandage élastique. Si la peau est déchirée, désinfectez avant de poser le miel.
- *Laissez agir deux heures,* puis rincez à l'eau tiède.
- *Renouvelez* l'opération trois fois par jour.

**3. *Du gel d'aloe vera***

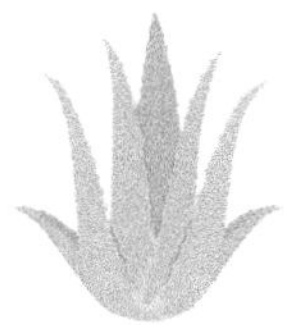

Ce gel est extrait des feuilles d'une grande plante méditerranéenne aux feuilles très charnues : l'aloès. Il possède une grande affinité avec la peau. Il est antalgique, régénérant, cicatrisant, nourrissant. De quoi soulager rapidement les brûlures et accélérer la régénération des tissus lésés.

**EN PRATIQUE**

- *Procurez-vous* en pharmacie, parapharmacie ou boutique de produits diététiques, un tube de gel d'aloe vera bio.
- *Étalez une couche* pas trop épaisse sur la brûlure, et laissez pénétrer.
- *Répétez toutes les heures,* puis espacez les applications dès que la douleur commence à refluer.

## Les ampoules

Une longue balade, un après-midi dans les boutiques, un footing un peu trop intense… Et voilà que vous rentrez chez vous avec les pieds douloureux, surtout sur les endroits précis où frottent les chaussures. Si celles-ci sont neuves, c'est encore pire. Lorsque vous vous déchaussez, vous voyez sur votre peau des petites poches emplies d'un liquide translucide qui a décollé l'épiderme des couches plus profondes du derme. Les ampoules peuvent aussi se loger sur les mains. Ceux qui jouent au tennis ou qui jardinent avec ferveur en savent quelque chose !

Si l'ampoule est entière, il faut éviter de la déchirer. Cela permettra à une nouvelle couche d'épiderme de se reconstituer tranquillement en dessous avant que la peau superficielle sèche et tombe. Mais si l'ampoule se déchire en surface, une infection locale risque de se développer dans les tissus pas encore cicatrisés. Dans tous les cas, quelques soins naturels s'imposent. Mais dans tous les cas, n'oubliez pas de bien désinfecter avant.

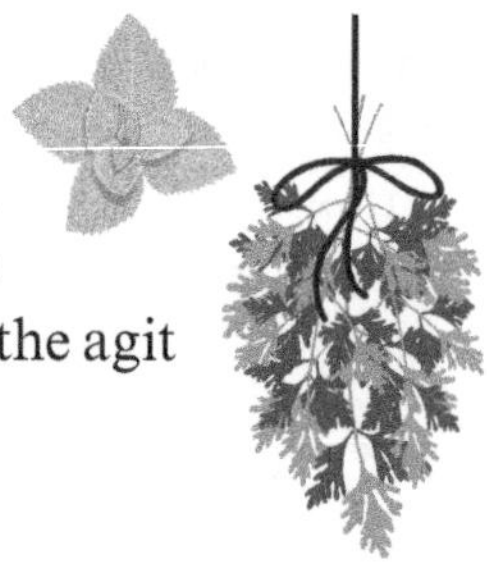

***1. Un cataplasme de menthe et de persil frais***

Ces deux herbes aromatiques sont très courantes. Le persil renferme des substances antiseptiques et cicatrisantes qui agissent rapidement. La menthe agit localement comme un antalgique léger.

**EN PRATIQUE**

- *Procurez-vous* deux branches de menthe fraîche et deux branches de persil.
- *Prélevez les feuilles,* rincez-les soigneusement, puis ciselez-les dans le fond d'un verre ou passez-les rapidement dans un petit mixeur.

• *Étalez cette mixture* sur l'ampoule et maintenez en place pendant une demi-heure avec un pansement. Puis rincez à l'eau tiède et désinfectez.
• *Recommencez* chaque jour jusqu'à ce que l'ampoule soit guérie.

***2. Une compresse au calendula***

Cette plante, qui n'est autre que notre banal souci des jardins, a des vertus cicatrisantes exceptionnelles. Profitez-en : elle accélérera la régénération des tissus cutanés. Mais attention : il faut que l'ampoule soit correctement désinfectée afin que des germes ne se glissent pas sous la nouvelle couche de peau.

**EN PRATIQUE**

• *Procurez-vous* de la teinture-mère de calendula (en pharmacie).
• *Dans un verre,* versez 2 cuillerées à soupe d'eau bouillie et 10 gouttes de cette teinture-mère.
• *Imbibez une compresse* stérile pliée en quatre avec cette préparation, puis déposez-la sur la zone touchée. Laissez agir 15 minutes.
• *Recouvrez l'ampoule* d'un pansement stérile.
• *Recommencez* trois ou quatre fois par jour, jusqu'à cicatrisation.

***3. Un bain de pieds ou de mains au bicarbonate***

Grâce à son action antiacide, le bicarbonate contribue à assainir la peau. Un bon point lorsqu'elle est déchirée par une ampoule. Cela ne vous prive pas d'une bonne désinfection quotidienne, mais ce soin simple accélérera la guérison.

**EN PRATIQUE**

- *Dans une bassine d'eau tiède,* versez une tasse de bicarbonate.
- *Mélangez bien,* puis faites tremper vos pieds ou vos mains dans ce mélange pendant 15 minutes.
- *Recommencez* tous les jours jusqu'à ce que l'ampoule soit guérie.

## LES MAUX DE TÊTE

Céphalée : c'est le terme officiel qui désigne tous les maux de tête : migraine (douleur dans la moitié du crâne), céphalée ophtalmique (liée à la fatigue oculaire), maux de tête d'origine nerveuse, hormonale ou digestive… Dans tous les cas, la douleur, d'intensité variable, est perturbante car il est très difficile de penser et de se concentrer lorsque l'on a la tête prise dans un étau douloureux.

Les femmes sont plus touchées que les hommes par ce trouble qui peut être ponctuel ou récurrent. On parle de « céphalée chronique » lorsque le sujet a subi au moins cinq crises dans les 12 mois précédents, chacune ayant duré au moins 48 heures. Si votre mal de tête revient souvent, n'hésitez pas à consulter afin d'en déterminer l'origine. Vous pourrez ainsi agir à la source. En complément, n'hésitez pas à effectuer ces soins ponctuels à chaque fois que vous souffrez. Plus vous agissez rapidement, plus ces gestes seront efficaces.

### *1. Une friction à l'huile essentielle de menthe poivrée*

Lorsqu'elle est distillée, cette très ancienne plante médicinale donne naissance à une huile essentielle aux vertus décongestionnantes, anti-inflammatoires et antispasmodiques. Et surtout, elle est directement antidouleur. Une chance lorsque l'on souffre de maux de tête, car elle permet d'atténuer rapidement la souffrance.

**EN PRATIQUE**

- *Lorsque le mal de tête est très localisé,* versez 1 goutte d'huile essentielle de menthe poivrée pure sur l'extrémité de vos deux index, puis frictionnez la région où naît le mal de tête : le front (en faisant attention de ne pas toucher les yeux), les tempes, la nuque... Répétez une heure plus tard si la douleur persiste.
- *Lorsque le mal de tête est global et diffus,* imprégnez une compresse d'eau froide, puis répartissez dessus 2 ou 3 gouttes d'huile essentielle de menthe poivrée. Allongez-vous au calme, puis posez la compresse sur le haut de votre front. Laissez agir au moins 10 minutes.

### *2. Une tisane de grande camomille*

Cette plante, couramment baptisée « matricaire », est utilisée depuis l'Antiquité pour soulager les douleurs, particulièrement les maux de tête. Cet usage traditionnel a été confirmé par la science. Des études ont notamment montré que la grande camomille réduit la contraction des vaisseaux contenus dans la boîte crânienne, laquelle est impliquée dans la douleur.

**EN PRATIQUE**

• *Dans un gros bol d'eau bouillante,* versez 1 cuillerée à soupe rase de camomille séchée. Laissez infuser 5 minutes, puis filtrez et buvez.
• *Si votre mal de tête est ponctuel,* buvez deux à trois bols dans la journée.
• *S'il est récurrent,* procédez en cure d'une semaine : dès que vous ressentez les prémices de la crise, buvez deux bols par jour.

**3. *Un cataplasme de reine-des-prés***

C'est une plante traditionnelle de notre pharmacopée, aux multiples vertus. Parmi elles, un effet anti-inflammatoire et antispasmodique qui concerne au premier chef ceux qui souffrent de maux de tête. La reine-des-prés est l'ancêtre de la célèbre aspirine. C'est à partir de substances contenues dans ses belles fleurs blanches, associées à d'autres présentes dans l'écorce de saule, que deux chimistes ont synthétisé le médicament au début du XIX$^{e}$ siècle. Rien d'étonnant, donc, à ce que cette plante soit une alliée de choix lorsque l'on souffre de mal de tête.

**EN PRATIQUE**

• *Cette plante diffuse ses principes actifs* à travers la peau lorsque vous l'utilisez en cataplasme.
• *Versez 5 cuillerées à soupe* de reine-des-prés séchée dans un bol, puis ajoutez un peu d'eau bouillante jusqu'à couvrir le végétal. Mélangez bien et laissez infuser 15 minutes. Puis filtrez et conservez séparément la plante mouillée et l'infusion concentrée.

• *Avec cette infusion, imbibez une compresse.* Répartissez la plante par-dessus. Posez sur votre front ou votre nuque (en fonction de la manifestation douloureuse), les plantes contre la peau. Maintenez en place 15 à 20 minutes, de préférence en vous allongeant à l'abri de la lumière et du bruit. Répétez deux fois par jour en cas de crise durable.

• *En complément,* vous pouvez aussi consommer la reine-des-prés en tisane. Versez 1 cuillerée à soupe rase de plante séchée dans un gros bol d'eau bouillante, puis laissez infuser 8 minutes avant de filtrer. Buvez deux bols par jour.

***4. Un point à stimuler sur la main***

Ce point se situe sur le méridien du gros intestin. Quel rapport avec les maux de tête ? La médecine chinoise repose sur une vision du corps et de la santé complètement différente de la nôtre. Ce méridien débute à l'extrémité de l'index et remonte le long du bras, puis de l'épaule et du cou, jusqu'au crâne. Un blocage énergétique sur ce trajet peut provoquer des maux de tête. Pour les soulager, il suffit de masser un point précis. En plus, c'est un point antistress très utile lorsque le mal de tête est associé à un épisode de tension nerveuse.

**EN PRATIQUE**

• *Commencez par frotter vos paumes* l'une contre l'autre, puis entrecroisez vos doigts comme vous le faites lorsque vous vous lavez les mains.

• *Une fois vos mains réchauffées,* posez votre pouce droit sur la partie charnue qui se trouve entre le pouce et l'index de votre main gauche.

→

• *Cherchez le point* situé au fond de cette fourchette, à côté de l'articulation et appuyez. Ce point est généralement un peu douloureux.
• *Tournez légèrement* dans le sens des aiguilles d'une montre, puis en sens inverse.
• *Continuez deux à trois minutes.* Procédez de la même manière avec l'autre main. Recommencez plusieurs fois dans la journée.

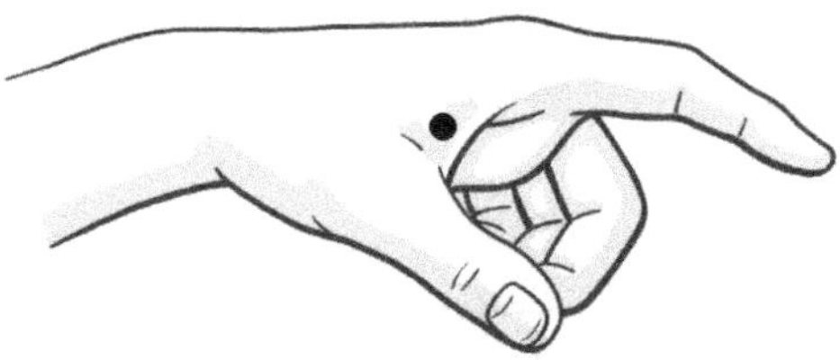

## LES DOULEURS DE LA BOUCHE

La bouche devient parfois douloureuse pour de multiples raisons : caries dentaires, infections, inflammation des gencives, aphtes… Ce ne sont pas des troubles graves (à moins de les laisser traîner sans les soigner), mais ils peuvent provoquer des gênes perturbantes, voire des douleurs ponctuelles intenses. Lorsqu'il s'agit d'une rage de dents, le recours au dentiste est indispensable. Mais cela n'empêche pas de neutraliser la douleur en attendant les soins. Les autres douleurs relèvent d'une meilleure hygiène dentaire et buccale, assortie de gestes naturels qui se révèlent très efficaces.

## Les aphtes

Un aphte est une petite ulcération superficielle de la muqueuse buccale (gencives, langue, intérieur des joues...), le plus souvent isolée. Les aphtes présentent un fond jaunâtre entouré d'un halo rouge. Lorsqu'ils réapparaissent fréquemment, on parle d'aphtose récidivante. Les aphtes sont douloureux au toucher. Le moindre mouvement de la bouche et de la langue provoque une sensation très désagréable, brûlante, qui rend difficile le simple fait de manger ou de parler. Non traités, les aphtes courants guérissent spontanément en 10 à 15 jours et ne laissent aucune trace. Mais pourquoi souffrir aussi longtemps alors que quelques soins simples suffisent à éviter la douleur ?

### *1. Un bain de bouche au jus de prune*

La prune est exceptionnellement riche en cuivre, un oligo-élément qui stimule les défenses immunitaires. Or, certains aphtes sont d'origine infectieuse. Et même si ce n'est pas le cas, une meilleure défense de votre milieu buccal contribuera à faire disparaître les aphtes plus rapidement.

**EN PRATIQUE**

- *Passez à la centrifugeuse* deux ou trois grosses prunes fraîches.
- *Utilisez ce jus* coupé d'eau de source (moitié/moitié) pour faire un bain de bouche.
- *Prenez le temps* de bien baigner les aphtes.
- *Laissez reposer un quart d'heure,* puis rincez soigneusement votre bouche à l'eau claire afin d'éliminer le sucre des fruits.
- *Répétez* matin et soir.

### *2. Un badigeon au jus de citron*

Le jus de cet agrume est à la fois antiacide, assainissant, bactéricide et cicatrisant. Un quatuor de choix pour venir à bout des aphtes et supprimer les douleurs que ces petites ulcérations provoquent.

**EN PRATIQUE**

- *Pressez un demi-citron jaune,* bio de préférence. Puis filtrez soigneusement le jus en le passant à travers un chinois ou un tissu de coton fin.
- *Trempez un Coton-Tige* dans ce jus, puis badigeonnez généreusement votre (vos) aphte (s).
- *Puis allongez le reste* de jus de citron avec un peu d'eau de source, et effectuez un bain de bouche pour compléter le soin.
- *Répétez* plusieurs fois par jour.

### *3. Des feuilles de basilic frais*

Cet aromate de cuisine cumule les effets bénéfiques pour lutter contre les aphtes. Le basilic améliore la digestion (certains aphtes sont d'origine digestive), il est apaisant (d'autres sont liés au stress), il contient des substances antiseptiques. De quoi agir quelle que soit l'origine de vos aphtes.

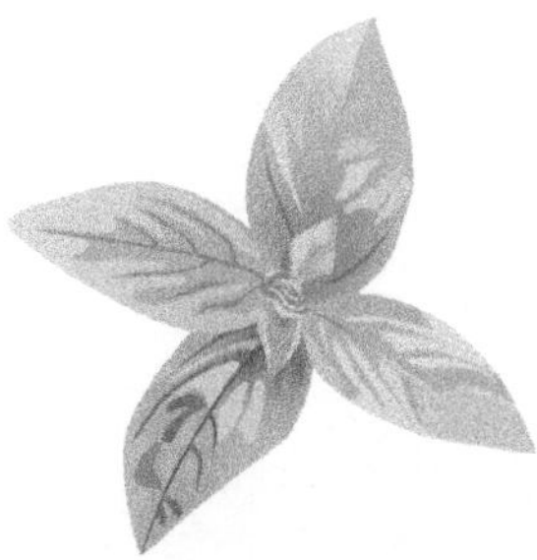

**EN PRATIQUE**

- *Prélevez quelques feuilles* d'un pied de basilic à grandes feuilles, bio de préférence. Rincez-les soigneusement.
- *Mâchez-les longuement,* comme s'il s'agissait d'un chewing-gum. L'idée n'est pas de les avaler, mais de les pétrir entre vos dents de manière à en extraire le suc.
- *Répétez* plusieurs fois par jour.
- *Si vous n'aimez pas* la saveur du basilic, faites la même chose avec du persil plat. Moins efficace, mais c'est mieux que rien !

***4. De l'huile essentielle de laurier noble***

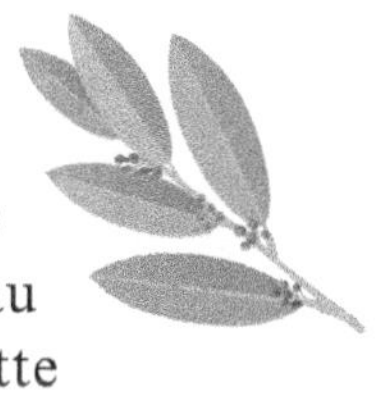

Difficile de trouver plus efficace pour chasser tous les germes indésirables qui colonisent la bouche (bactéries, virus, champignons…), déséquilibrant au passage notre précieuse flore buccale. En plus, cette huile essentielle est antidouleur et cicatrisante. Un cocktail gagnant.

**EN PRATIQUE**

- *Rien de plus simple :* versez une goutte d'huile essentielle de laurier noble sur le bout de votre auriculaire, puis déposez-la directement sur l'aphte.
- *Massez légèrement* pour faire pénétrer.
- *Répétez* trois fois par jour.

## La gingivite

C'est une inflammation des gencives, cette partie de la muqueuse buccale qui entoure à la fois la racine des dents et l'os de la mâchoire dans lequel elles sont insérées. Lorsqu'elles sont enflammées, les gencives deviennent rouges, gonflées et douloureuses. Elles saignent au moindre contact (avec la brosse à dents par exemple). La sensibilité au froid augmente. En soi, la gingivite n'est pas un trouble sérieux mais elle le devient lorsqu'elle s'installe car elle fragilise alors tous les tissus de soutien de la dent et peut évoluer en parodontite. C'est pourquoi il vaut mieux agir sans attendre.

### *1. Un bain de bouche à la menthe poivrée et au bicarbonate*

La gingivite peut être provoquée, ou amplifiée, par une acidité trop importante du milieu buccal. Le bicarbonate est antiacide. La menthe poivrée est bactéricide, rafraîchissante et surtout antidouleur. Un soin associant bicarbonate et huile essentielle de menthe poivrée ne peut que soulager les désagréments provoqués par la gingivite.

**EN PRATIQUE**

- *Dans un verre,* versez 2 cuillerées à café de bicarbonate et ajoutez 2 gouttes d'huile essentielle de menthe poivrée.
- *Mélangez* afin que la poudre absorbe l'huile essentielle, puis allongez d'eau à température ambiante (un demi-verre). Mélangez à nouveau.
- *Utilisez cette préparation* pour un bain de bouche matin et soir (voire aussi en milieu de journée) jusqu'à ce que la douleur et les saignements refluent.

### *2. Un massage des mains pour stimuler l'énergie dentaire*

Nos mains sont porteuses de zones réflexes correspondant à l'ensemble dents/gencives. En les massant régulièrement, vous stimulerez l'énergie qui « nourrit » ces tissus, si l'on en croit la médecine énergétique chinoise. Un atout de plus à mettre dans votre poche pour limiter les douleurs des gencives.

**EN PRATIQUE**

- *La zone correspondant aux gencives* se trouve sur chaque pouce, juste au-dessus de la racine de l'ongle.
- *Les zones correspondant aux dents* sont situées sur les autres doigts, également juste au-dessus des ongles.
- *Préparez une huile de massage* en versant 3 gouttes d'huile essentielle d'arbre à thé dans 1 cuillerée à café d'huile de germe de blé ou de jojoba. Mélangez bien.
- *Utilisez cette préparation* pour d'abord masser vos mains entières : paume, dessus, doigts...
- *Puis insistez* sur les zones des gencives et des dents. Appuyez 1 minute sur chaque doigt, surtout si la zone est douloureuse.
- *Terminez* en frottant vos mains l'une contre l'autre.
- *Procédez à ce massage* au moins une fois par jour, si possible deux.

### *3. Un rinçage au vinaigre*

Voici un autre produit naturel très basifiant. Une vertu bienvenue pour équilibrer votre milieu buccal probablement trop acide. C'est un soin hyper-simple et très efficace, puisque le vinaigre est également bactéricide et légèrement antalgique.

**EN PRATIQUE**

- *Dans un demi-verre d'eau tiède* (ou à température ambiante), versez 2 cuillerées à soupe de vinaigre de cidre bio. Mélangez.
- *Après vous être soigneusement brossé les dents* (avec une brosse souple pour ne pas agresser vos gencives), rincez votre bouche avec cette eau vinaigrée.
- *Baignez bien toute votre bouche,* afin que les gencives soient suffisamment en contact avec le vinaigre.
- *Répétez matin et soir* jusqu'à ce que les symptômes désagréables cessent.

## Les douleurs dentaires

Le mal aux dents est dû le plus souvent à une carie qui grignote la dentine et s'approche de la cavité contenant le nerf. Parfois, une infection s'y ajoute, ce qui amplifie la douleur. Une visite chez le dentiste s'impose. Mais avant de vous y rendre, vous pouvez atténuer la douleur avec ces quelques gestes simples.

### *1. Du clou de girofle dans la dent*

Ce n'est pas un hasard si l'odeur du clou de girofle évoque immédiatement le cabinet du dentiste. Cette épice renferme des principes actifs assainissants, désinfectants et surtout antalgiques. Elle vous aidera à juguler la douleur en attendant des soins dentaires plus ciblés.

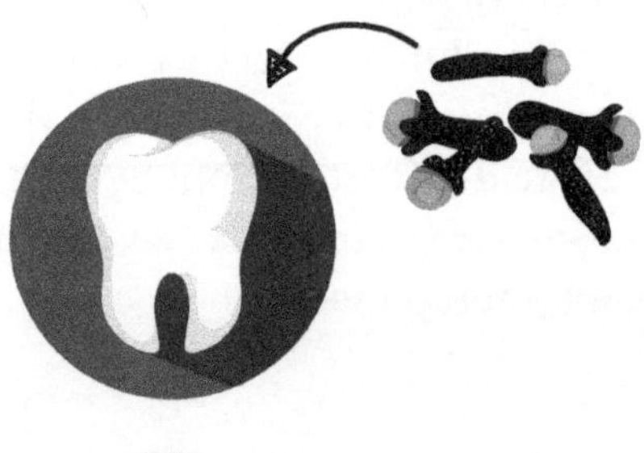

**EN PRATIQUE**

• *Si votre dent est sévèrement creusée* (si vous avez perdu un amalgame par exemple), munissez-vous d'un clou de girofle entier. Détachez la petite boule de sa tige, glissez-la dans la dent et laissez-la agir tranquillement.
• *Si la dent ne présente pas un orifice assez grand*, procurez-vous du clou de girofle moulu. Avec le bout du doigt, instillez un peu de poudre dans la carie dentaire et laissez agir. Répétez l'opération toutes les deux heures.

***2. Une friction à l'huile essentielle de clou de girofle***

L'huile essentielle extraite des clous de girofle en concentre tous les principes actifs. Elle permet de soulager les douleurs dentaires lorsque la dent n'a pas l'air endommagée, soit que la carie se développe à l'intérieur, soit que la douleur soit due à une inflammation de la racine. Mais attention : sa saveur est très puissante. Si vous n'aimez vraiment pas le clou de girofle, abstenez-vous.

**EN PRATIQUE**

• *Versez une goutte* (une seule !) d'huile essentielle de clou de girofle sur le bout de votre index.
• *Puis massez la gencive* autour de la dent douloureuse, à l'extérieur et à l'intérieur.
• *Répétez* aussi souvent que nécessaire.

***3. Un bain de bouche au thym***

Le thym est bourré de substances antiseptiques. En bain de bouche, il assainira votre cavité buccale et en chassera les germes. En plus, il a un effet anti-inflammatoire, ce qui constitue un atout antidouleur bienvenu en cas de douleur dentaire.

**EN PRATIQUE**

- *Faites bouillir* un petit verre d'eau.
- *Lorsqu'elle arrive à ébullition,* retirez du feu puis versez 1 cuillerée à soupe de thym séché.
- *Laissez agir* 10 minutes puis filtrez très soigneusement.
- *Utilisez pour faire un bain de bouche,* en prenant bien soin de baigner la dent douloureuse.
- *Répétez* au moins deux fois par jour.

## LES DOULEURS RHINO-PHARYNGÉES

La zone qui regroupe le nez, la gorge et les oreilles est souvent le siège d'irritations, d'inflammations ou d'infections qui provoquent des douleurs parfois très pénibles. Ces organes communiquent entre eux, c'est donc ensemble que nous les abordons. Lorsque les troubles sont associés à de la fièvre (même faible), il vaut mieux consulter afin d'agir au niveau de l'infection sous-jacente. Dans tous les cas, qu'un traitement médical soit mis en place ou non, quelques soins naturels simples vous aideront à neutraliser les douleurs.

## Mal à la gorge

Lorsque vous ouvrez grand la bouche pour observer le fond de votre gorge dans un miroir, vous remarquez une muqueuse rouge, parfois luisante et enflée. Vous avez du mal à avaler car l'opération se révèle (parfois très) douloureuse. Le mal à la gorge peut être la conséquence d'une simple irritation ou d'une infection qu'il ne faut pas prendre à la légère (attention si vous avez de la fièvre). Dans un cas comme dans l'autre, quelques soins locaux adouciront les tissus et atténueront la douleur.

### *1. Des granules homéopathiques*

Il n'est pas toujours facile de se soigner seul avec des remèdes homéopathiques, car le choix est souvent complexe et met en jeu des signes nombreux et variés. Ce n'est pas le cas du mal de gorge, même lorsqu'il s'agit d'une véritable angine. Il suffit alors de regarder votre gorge et de choisir le produit en fonction de son aspect. Si vous n'obtenez pas de résultat au bout de 48 heures, c'est que vous n'avez pas choisi le bon remède. Il faudra alors consulter un médecin, surtout si vous avez de la fièvre.

**EN PRATIQUE**

- *Si votre gorge est rouge et brillante,* prenez quatre fois par jour 3 granules de *Mercurius solubilis* 9 CH, et 3 granules de *Belladonna* 5 CH (en même temps).
- *Si votre gorge est rose et enflée,* prenez quatre fois par jour 3 granules d'*Apis* 5 CH.
- *Si votre gorge est d'un rouge très sombre,* prenez quatre fois par jour 3 granules de *Phytolacca* 5 CH.
- *Si votre gorge est couverte de petits points blancs,* prenez quatre fois par jour 3 granules de *Mercurius solubilis* 5 CH.

→

• *Si la douleur et l'inflammation touchent seulement la partie gauche de la gorge*, prenez quatre fois par jour 3 granules de *Lachesis* 5 CH.

• *Si la douleur et l'inflammation touchent seulement la partie droite de la gorge*, prenez quatre fois par jour 3 granules de *Lycopodium* 5 CH.

• *En attendant* que le traitement fasse effet, rien ne vous empêche d'effectuer aussi l'un des soins locaux ci-dessous.

### 2. *Un gargarisme au* Phytolacca

Le phytolaque (*phytolacca* en latin) est une plante arbustive peu utilisée en phytothérapie, mais très courante en homéopathie. Ici, vous allez utiliser la teinture-mère (une macération à l'alcool). Cette préparation sert d'ordinaire à imprégner les granules homéopathiques. Vous allez l'utiliser pour soulager la douleur de votre gorge.

**EN PRATIQUE**

• *Procurez-vous* en pharmacie un flacon de teinture-mère de *Phytolacca*.

• *Versez 30 gouttes* dans un demi-verre d'eau tiède et mélangez.

• *Utilisez ce liquide* pour effectuer un gargarisme. Baignez longuement le fond de votre gorge, mais n'avalez pas.

• *Répétez* au moins trois fois par jour.

***3. Une tisane de thym au miel***

Les produits de la ruche ont beaucoup à offrir aux personnes qui souffrent de symptômes rhino-pharyngés, à commencer par le mal de gorge. Le miel est en première ligne. Des études ont confirmé son effet adoucissant. Ajoutez-le au thym, dont on connaît l'action antimicrobienne et anti-inflammatoire, et vous obtiendrez un vrai soin naturel efficace.

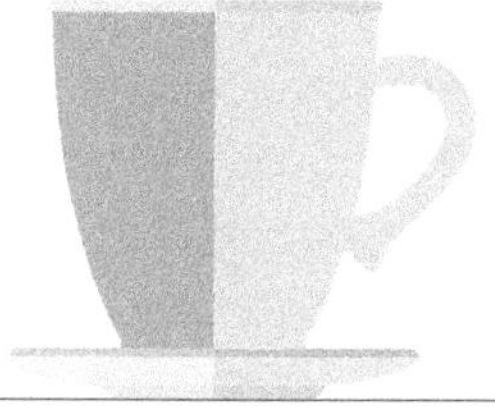

**EN PRATIQUE**

- *Faites chauffer* un bol d'eau. Dès qu'elle bout, retirez du feu et versez-y ½ cuillerée à soupe de thym séché. Laissez infuser 5 minutes puis filtrez.
- *Ajoutez* 1 cuillerée à soupe de miel (de préférence du miel de thym, de romarin ou de pin), puis dégustez à petites gorgées, en baignant votre gorge avant d'avaler.
- *Prenez* trois bols par jour.

***4. Une cure de propolis***

Voici un autre cadeau que nous font les abeilles. Outre le miel, elles produisent la propolis qu'elles utilisent pour étanchéifier et désinfecter la ruche. C'est une sorte de pâte riche en composés antibiotiques et en essences naturelles. Elle est particulièrement efficace l'hiver, car elle soulage rapidement les maux de gorge et prévient leur réapparition.

**EN PRATIQUE**

- *Procurez-vous* de la propolis naturelle (en pharmacie, parapharmacie ou boutique de produits diététiques). Elle se présente en petits morceaux de 1 à 2 grammes.
- *Mâchez un morceau* lentement, comme s'il s'agissait d'un chewing-gum. Gardez-le en bouche le plus longtemps possible (au moins un quart d'heure).
- *Répétez* deux ou trois fois par jour. Continuez pendant deux à trois semaines après que le mal de gorge a cessé, de manière à ne plus en souffrir de tout l'hiver.
- *Si vous n'aimez pas la saveur de la propolis* (c'est assez fort), vous pouvez opter pour un produit à la propolis : spray pour assainir la gorge, pastilles à sucer…

## Mal à l'oreille

Nos oreilles sont des édifices très complexes : un pavillon à l'extérieur amène le son vers un conduit qui s'enfonce jusqu'au tympan ; celui-ci répercute la vibration, via le délicat dispositif de l'oreille interne (marteau, enclume, étrier, cochlée…), jusqu'au nerf auditif qui envoie l'information au cerveau. Or, plus un système est complexe, plus il est fragile. Nos oreilles le sont donc, forcément. Heureusement, les douleurs d'oreille sont dues le plus souvent à une inflammation du conduit auditif et du tympan. C'est l'otite bénigne. Parfois, une infection se développe derrière le tympan, ce qui demande des soins plus spécifiques relevant du médecin spécialiste. C'est l'otite moyenne. Les infections de l'oreille interne sont plus sérieuses mais beaucoup plus rares. Dans les deux premiers cas, des soins naturels suffisent le plus souvent à résoudre le problème.

***1. Trois remèdes homéopathiques***

Ce traitement permet de juguler l'otite débutante. Mettez-le en place dès que vous sentez une douleur dans l'oreille, sans attendre qu'elle devienne intense. Mais si vous n'obtenez aucun résultat au bout de 48 heures, n'insistez pas : consultez un médecin.

**EN PRATIQUE**

- *Procurez-vous* en pharmacie un tube de *Belladonna* 9 CH, un tube de *Capsicum* 9 CH et un tube de *Ferrum phosphoricum* 9 CH.
- *Prenez 3 granules* toutes les heures, en alternance (une fois chaque produit) jusqu'à ce que la douleur cesse.

***2. Une huile de friction***

Vous pouvez compter sur l'efficacité des huiles essentielles pour soigner l'infection et calmer l'inflammation à l'origine de la douleur. Ce mélange vous soulagera rapidement. Les principes actifs des plantes, concentrés dans l'essence que l'on en extrait, pénétreront à travers la peau pour atteindre les tissus concernés. La douleur cesse généralement dans les deux à trois jours. Si ce n'est pas le cas, consultez.

**EN PRATIQUE**

- *Dans un flacon opaque* ou sombre, versez 10 cl d'huile végétale de millepertuis.
- *Ajoutez* 10 gouttes d'huile essentielle d'eucalyptus radié, 10 gouttes d'huile essentielle de niaouli et 10 gouttes d'huile essentielle d'arbre à thé. Mélangez.

• *Versez quelques gouttes* de la préparation sur le pourtour de l'oreille (ou des deux si elles sont touchées), et frictionnez pour faire pénétrer.
• *Répétez* trois fois par jour, jusqu'à amélioration, puis poursuivez 48 heures après que les symptômes ont disparu.

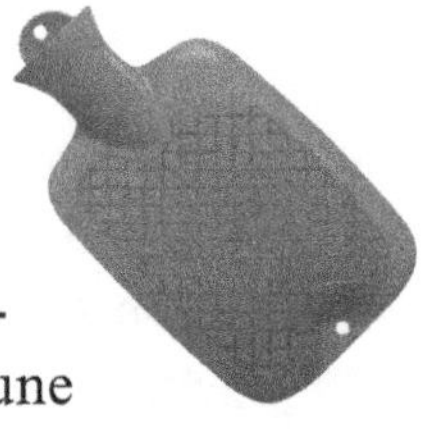

**3. *Une bonne bouillotte***

Une simple application de chaleur soulage rapidement les douleurs d'oreille. Même si le résultat n'est pas durable et si ce geste ne soigne pas l'origine de la douleur, il serait dommage de se priver d'une amélioration aussi simple à obtenir !

**EN PRATIQUE**

• *Procurez-vous une bouillotte* en caoutchouc, si possible munie d'une enveloppe en tissu. Si ce n'est pas le cas, enveloppez-la dans une serviette de toilette.
• *Remplissez-la d'eau très chaude,* puis posez-la sur votre oreiller et allongez-vous sur le côté de l'oreille douloureuse, la tête sur la source de chaleur.
• *Répétez* aussi souvent que nécessaire.

## Mal aux sinus

Les sinus sont des cavités tapissées de muqueuses, situées dans la structure osseuse de la face : sur le front, de part et d'autre du nez, au-dessus des mâchoires. Les sinus sont reliés aux cavités nasales. Ils sont dotés d'une voie d'évacuation étroite. Il suffit d'une inflammation locale pour que les sécrétions des muqueuses bouchent cette sortie. Les germes peuvent alors se développer en toute tranquillité dans cette petite « chambre » douillette et accueillante : c'est la sinusite qui provoque des douleurs parfois très intenses.

### *1. Une inhalation aux huiles essentielles*

Lorsque vous effectuez une inhalation, les principes actifs antiseptiques, anti-inflammatoires et antalgiques contenus dans les huiles essentielles sont « emportés » par la vapeur. Lorsque vous la respirez, ils entrent directement en contact avec les muqueuses infectées ou enflammées. Le soulagement est rapide.

**EN PRATIQUE**

- *Dans un bol d'eau bouillante,* versez 3 gouttes d'huile essentielle d'eucalyptus radié et 3 gouttes d'huile essentielle de menthe poivrée.
- *Respirez la vapeur* qui se dégage du bol, en inspirant à fond afin de baigner au maximum vos sinus avec les principes actifs.
- *Pour un effet maximum,* penchez-vous au-dessus du bol et couvrez votre tête d'une serviette de toilette pour former une petite « cabine ».
- *Répétez* trois fois par jour.

### *2. Un massage du front, des mains et des pieds*

Sur votre front se trouvent plusieurs points énergétiques en relation avec l'inflammation des sinus. Des zones réflexes correspondant à ces cavités se situent également sur vos mains et vos pieds. Un massage complet s'impose !

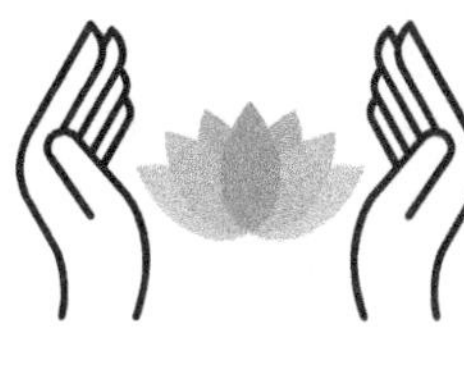

**EN PRATIQUE**

• *Commencez par frotter vos mains* l'une contre l'autre pour les réchauffer, puis massez l'extrémité des doigts, une à une, en commençant par le pouce. Procédez ainsi sur les deux mains.
• *Ensuite, massez* de la même manière l'extrémité de vos orteils.
• *Enfin, vous allez stimuler* avec l'index les trois points situés sur votre front : d'abord au centre, entre les deux sourcils ; puis à l'extrémité interne des sourcils (des deux côtés) ; et enfin au centre des sourcils.
• *Pour plus d'efficacité,* posez 1 goutte d'huile essentielle de ravintsara sur le bout de vos index avant de stimuler ces points.
• *Répétez* plusieurs fois par jour.

### *3. Un massage aux huiles essentielles*

Toutes les huiles essentielles renferment des substances bactéricides et qui traversent la barrière cutanée pour rejoindre le lieu où elles pourront être utiles. Certaines sont, en outre, anti-inflammatoires et antalgiques. Elles permettent de juguler l'infection locale et d'apaiser l'inflammation des muqueuses.

**EN PRATIQUE**

• *Dans 1 cuillerée à café* d'huile végétale de calendula, versez 2 gouttes d'huile essentielle d'arbre à thé, 2 gouttes d'huile essentielle de niaouli et 2 gouttes d'huile essentielle de thym à thujanol.

• *Utilisez cette préparation* pour masser délicatement le lieu où se situe la douleur : de part et d'autre du nez, sur le front...
• *Répétez* trois fois par jour jusqu'à ce que la douleur s'atténue.



## LES DOULEURS MUSCULAIRES, TENDINEUSES ET LIGAMENTAIRES

Notre corps abrite plus de 600 muscles, petits et grands. Ceux-ci sont de plusieurs sortes. Certains échappent à notre volonté consciente, comme ceux qui permettent à notre tube digestif de se contracter pour faire avancer le bol alimentaire. D'autres sont sous contrôle des ordres que nous leur donnons. C'est ce qui se passe à chaque fois que nous effectuons un mouvement : nous décidons de bouger le bras et d'actionner la main pour saisir un objet ; le cerveau répercute l'information jusqu'aux muscles concernés qui se contractent avec la puissance nécessaire (ni trop, ni pas assez) pour aller au bout du geste. Ces précieux muscles « striés » sont parfois l'objet de douleurs, qu'il est possible d'atténuer avec des soins naturels simples.

### Les courbatures

Ces douleurs musculaires apparaissent après un effort physique inhabituel : on reprend le sport après les vacances ; on effectue une activité inhabituellement intense... C'est après quelques heures de repos que la souffrance se manifeste, souvent le lendemain au réveil. On a longtemps attribué les courbatures à une accumulation d'acide lactique dans le muscle, avant d'éliminer cette hypothèse. Aujourd'hui, on parle plutôt de microtraumatismes musculaires, provoquant des microlésions et parfois des ruptures des minuscules vaisseaux sanguins qui les irriguent. Pour atténuer rapidement ces douleurs désagréables, qui peuvent durer plusieurs jours, il faut faire travailler en douceur le muscle touché pendant les jours qui suivent. Quelques soins supplémentaires accélèrent la récupération.

### *1. Un bain chaud au romarin*

Cette plante a fait la preuve, études à l'appui, de son effet anti-inflammatoire et antalgique. Une plante idéale pour neutraliser les courbatures. La chaleur du bain favorise la pénétration des principes actifs de la plante à travers les pores de la peau. En prime, elle contribue directement à l'amélioration musculaire.

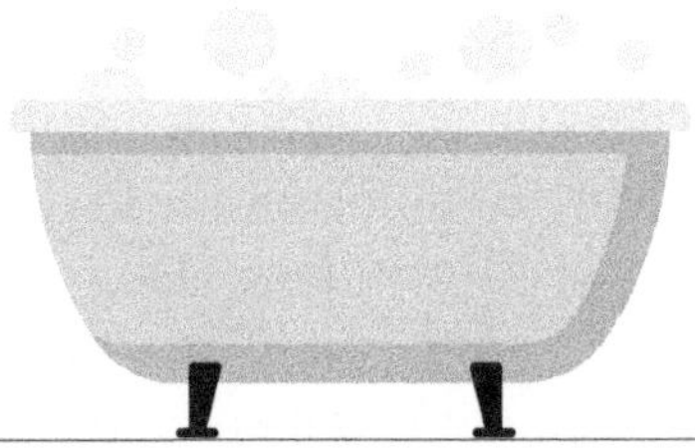

**EN PRATIQUE**

- *Préparez une infusion de romarin* concentrée en faisant chauffer 2 litres d'eau dans un faitout. Dès qu'elle bout, retirez du feu et versez 50 grammes de romarin séché. Laissez infuser 20 minutes puis filtrez.
- *Faites couler un bain* raisonnablement chaud (environ 38 °C). Versez l'infusion sous les robinets ouverts.
- *Plongez dans ce bain odorant* et restez-y au moins 15 minutes. Ajoutez de temps en temps un peu d'eau chaude afin que la température du bain reste stable.
- *Au sortir de la baignoire,* enveloppez-vous dans un grand peignoir et allongez-vous afin que le romarin ait le temps d'agir.
- *Répétez* une fois par jour jusqu'à ce que les douleurs disparaissent.

***2. Deux remèdes homéopathiques***

La médecine homéopathique recommande deux remèdes, dont l'efficacité a été constatée depuis plus de deux siècles. Ils permettent d'atténuer à la fois la douleur et l'inflammation provoquée par l'intensité de l'exercice physique.

**EN PRATIQUE**

- *Procurez-vous chez votre pharmacien* un tube de *Rhus toxicodendron* 9 CH et un tube d'*Arnica* 5 CH.
- *Prenez 3 granules de chaque* (en même temps) trois fois par jour, à distance des repas.
- *Répétez* jusqu'à ce que la douleur ait complètement disparu.

***3. Des cataplasmes d'argile chaude***

Encore une fois, c'est la chaleur qui va accélérer la disparition des courbatures. Mais l'argile joue également un double rôle essentiel : elle « attire » les déchets qui encombrent les tissus musculaires et contribuent au phénomène douloureux ; elle diffuse à travers la peau des minéraux qui vont renforcer les muscles.

**EN PRATIQUE**

- *Dans un grand bol,* versez 6 cuillerées à soupe d'argile verte en poudre (jusqu'à 8 ou 10 si le muscle endolori est étendu).
- *Faites chauffer un peu d'eau* dans une casserole. Dès qu'elle frissonne, versez-la très progressivement dans l'argile, en remuant avec une cuillère en bois.

→

- *Arrêtez dès qu'une pâte se forme,* ni trop collante ni trop ferme. Elle doit s'étaler facilement, sans couler.
- *Étalez cette pâte* sur le muscle endolori (attention à la chaleur, attendez 1 ou 2 minutes si la pâte est trop brûlante) et laissez agir une vingtaine de minutes.
- *Rincez* à l'eau tiède.
- *Répétez* deux fois par jour.

## Les crampes

Ces brusques contractions musculaires, involontaires et douloureuses, durcissent le muscle au point qu'on croirait du bois. Elles peuvent survenir au repos ou pendant le mouvement. Les causes sont diverses : transpiration excessive, carence minérale, efforts trop intenses… La première chose à faire est d'étirer le muscle en sens inverse de la crampe (par exemple en rabattant le pied vers le haut lorsque le muscle du mollet est touché). La crampe cède généralement en moins d'une minute. Lorsque ce n'est pas le cas, quelques gestes naturels permettent d'en venir à bout.

### *1. Du magnésium marin*

Dans la population des pays occidentaux, les carences en magnésium sont très fréquentes. Nous sommes tous, ou presque, en situation de manque nutritionnel pour ce minéral indispensable qui contribue à plus de 200 réactions enzymatiques et participe à la circulation des informations dans le système nerveux et le cerveau. Or, les carences magnésiennes se manifestent par des crampes. Si vous êtes souvent sujet à ce trouble, même en dehors de toute activité physique inhabituelle, vous avez tout intérêt à prendre du magnésium.

**EN PRATIQUE**

- *Il existe de nombreuses formes de magnésium* disponibles dans les pharmacies, parapharmacies et boutiques de produits diététiques : ampoules, comprimés...
- *Préférez le magnésium d'origine marine,* car c'est celui que l'organisme assimile le plus facilement.
- *Suivez les conseils* figurant sur l'emballage car chaque produit est dosé suffisamment. Prenez-le en cure d'au moins trois semaines, à renouveler une fois par trimestre.
- *En complément,* augmentez votre consommation d'aliments riches en magnésium : algues, bigorneaux, amandes, noix, riz complet, épinards, poissons de mer, crustacés, coquillages...

### *2. Trois points à masser*

En stimulant certains points d'énergie, vous aiderez vos muscles à se décrisper et vous échapperez à la douleur. C'est un soin simple, facile à mettre en œuvre dans toutes les situations, et dont l'effet est très rapide. Effectuez le massage avec de l'huile essentielle de lavande pour rendre la récupération plus prompte encore.

**EN PRATIQUE**

- *Le premier point* se trouve sur la main, dans la partie charnue entre votre pouce et votre index. Pour le trouver, écartez ces deux doigts et cherchez le point situé au fond de cette « fourchette », juste sous l'articulation.

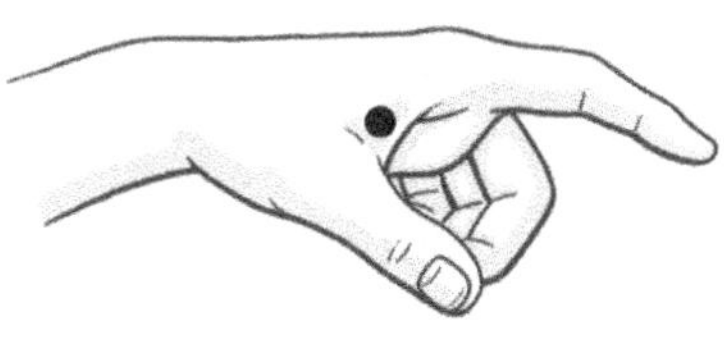

→

• *Le deuxième point* se trouve sur le pied, à deux travers de doigts au-dessus de la jonction entre les deux premiers orteils.

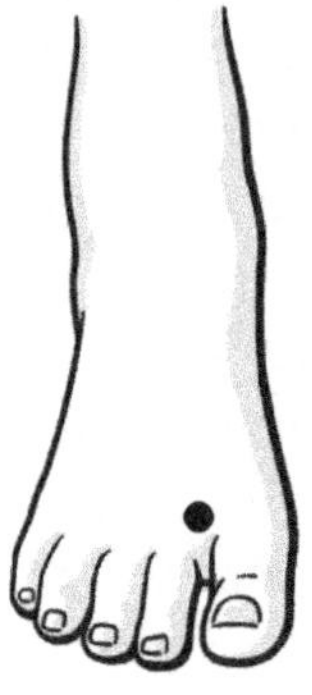

• *Le troisième point* se trouve sur l'avant de la jambe, sous le genou, à l'endroit où le tibia et le péroné se rencontrent (environ 4 travers de doigt en dessous de la rotule).

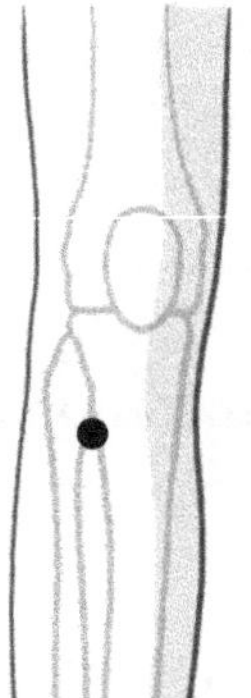

• *Massez ces points dans l'ordre,* après avoir versé une goutte d'huile essentielle de lavande officinale sur le bout de votre doigt.
• *Insistez une à deux minutes* sur chaque point. Si la cela ne suffit pas à éliminer la crampe, recommencez.

***3. Deux remèdes homéopathiques***

L'homéopathie offre ces deux médicaments très utiles en cas de crampe ponctuelle, et plus encore lorsqu'elles sont récurrentes. Dans le premier cas, la prise peut être ponctuelle. Mais dans le second, il vaut mieux les prendre en cure afin d'éviter la récidive.

**EN PRATIQUE**

- *Procurez-vous,* dans une pharmacie, un tube de *Cuprum* 7 CH et un tube de *Nux Vomica* 7 CH. Emportez-les toujours avec vous lorsque vous faites du sport.
- *Lorsque vous ressentez une crampe* douloureuse, prenez 3 granules de chaque, en même temps. Répétez une heure plus tard si la crampe résiste.
- *Si les crampes se répètent,* poursuivez le traitement : 3 prises par jour pendant un mois.

## L'entorse

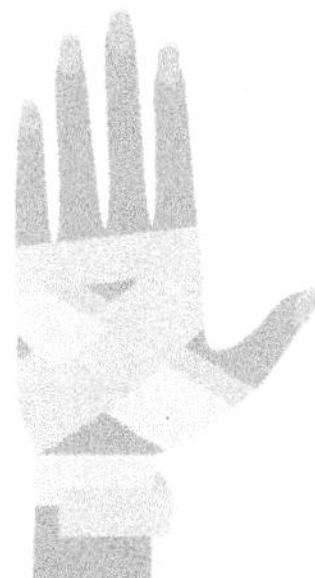

C'est un traumatisme articulaire douloureux, dû à un choc, une chute ou une sursollicitation musculaire. L'entorse touche généralement les articulations des membres : doigt, cheville, genou, poignet, coude, plus rarement l'épaule. Les ligaments, ces bandelettes de tissu conjonctif qui maintiennent les os entre eux, sont altérés, distendus, voire rompus dans les cas les plus graves. Le moindre mouvement devient douloureux. L'articulation doit d'abord être immobilisée, pour un temps plus ou moins long selon la gravité de l'atteinte. Dans tous les cas, quelques soins simples complètent cette disposition indispensable.

### *1. Une poche à glace*

Le froid : voilà le premier geste à effectuer lorsque l'on souffre d'une entorse. C'est un remède vieux comme le monde, et toujours aussi efficace. Il permet de neutraliser la douleur et d'atténuer l'œdème (gonflement des tissus). C'est un préliminaire indispensable à tous les autres soins.

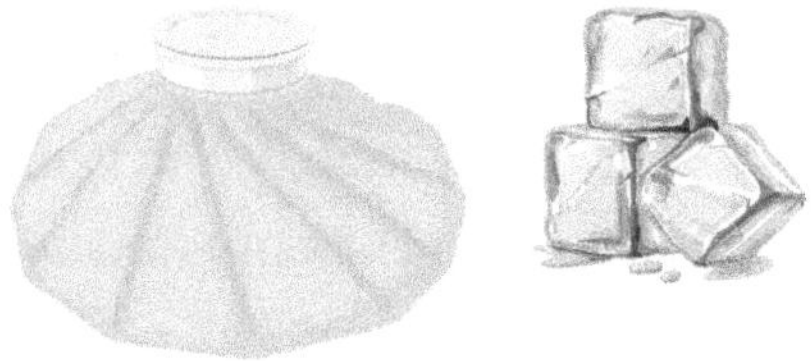

**EN PRATIQUE**

- *Si vous avez une poche à glace,* remplissez-la et posez-la sur l'articulation touchée.
- *Si vous n'en avez pas,* remplissez un petit sac en plastique (sac de course ou sac-poubelle) avec des glaçons, refermez-le et enveloppez-le dans une serviette éponge avant de le poser sur l'articulation.
- *Renouvelez l'application* aussi souvent que nécessaire.

### *2. Un remède homéopathique*

Vous le savez à présent : l'arnica est une plante réputée pour son efficacité sur les chocs. La médecine homéopathique en fait un grand remède des accidents et de leurs répercussions physiques et psycho-émotionnelles. L'entorse en fait partie. La dilution homéopathique d'arnica accélère la récupération des tissus et aide à « digérer » la peur que l'on a ressentie au moment de la chute ou du choc.

**EN PRATIQUE**

• *Procurez-vous* un tube d'*Arnica* 5 CH et un d'*Arnica* 15 CH.
• *Prenez 3 granules* d'*Arnica* 5 CH toutes les heures pendant les premières 24 heures, puis toutes les trois heures pendant 5 jours.
• *Si le choc* a provoqué une peur intense et durable, ajoutez à chaque prise 3 granules d'*Arnica* 15 CH, dont l'effet est plus profond et psycho-émotionnel.

***3. Une friction légère à l'hélichryse***

L'immortelle, cette fleur que l'on fait sécher pour en faire des bouquets qui durent indéfiniment, donne une huile essentielle aux vertus antihématome, circulatoire, anti-inflammatoire et antalgique. C'est l'huile essentielle d'hélichryse italienne. Outre les bleus et les bosses, elle soulage les symptômes de l'entorse. Ne l'oubliez pas...

**EN PRATIQUE**

• *Versez sur l'articulation* douloureuse 2 à 5 gouttes d'huile essentielle d'hélichryse italienne (selon la taille de l'articulation).
• *Frictionnez très légèrement* pour faire pénétrer sans provoquer de douleur.
• *Répétez* trois fois par jour jusqu'à ce que la douleur et le gonflement diminuent.

## La tendinite

C'est une inflammation des tendons qui attachent les muscles aux os. Elle est souvent liée à un mouvement trop violent qui a « tiré » sur les tendons et provoqué des microtraumatismes. Elle peut aussi apparaître à la suite de la répétition d'un geste identique (épaule pour les joueurs de golf, coude pour les tennismen, genou pour les cyclistes…). C'est un trouble bénin, bien que parfois très handicapant. Dans un premier temps, il faut mettre l'articulation au repos (quand on a mal, on n'a pas vraiment le choix). Mais cette immobilisation ne doit pas durer trop longtemps. Il faut ensuite recommencer à bouger de manière douce et progressive pour rendre aux tissus articulaires leur mobilité initiale. Quelques soins naturels sont d'une grande aide.

### *1. Des granules homéopathiques*

Ce remède est produit à partir d'une plante très toxique : le sumac vénéneux. Heureusement, la dilution extrême propre à l'homéopathie neutralise cette toxicité. Reste un médicament qui atténue la douleur, diminue l'œdème et calme l'inflammation.

**EN PRATIQUE**

- *Procurez-vous* en pharmacie un tube de *Rhus toxicodendron* 9 CH.
- *Prenez 3 granules,* trois fois par jour, jusqu'à amélioration.

### *2. Un cataplasme d'argile froide au saule*

Le froid atténue la douleur de la tendinite. L'argile ajoute son action apaisante, décontractante, reminéralisante et même alcalinisante. Ajoutez-y une plante antalgique, le saule, et vous obtiendrez un soin complet d'une grande efficacité.

**EN PRATIQUE**

- *Commencez par préparer* une décoction de saule concentrée. Versez 1 cuillerée à soupe d'écorce séchée dans une tasse d'eau froide. Portez à ébullition et laissez frissonner 15 minutes. Filtrez et laissez refroidir à température ambiante, puis au réfrigérateur.
- *Versez dans un grand bol* 6 à 10 cuillerées à soupe d'argile verte en poudre (selon la taille de la zone à recouvrir). Ajoutez la décoction glacée en mince filet, sans cesser de remuer avec une cuillère en bois.
- *Arrêtez* dès que vous obtenez une pâte ni trop liquide, ni trop collante.
- *Étalez cette pâte* sur l'articulation douloureuse et recouvrez d'une gaze. Laissez agir au moins 20 minutes. Rincez à l'eau tiède.
- *Répétez* deux fois par jour.

***3. Une friction à l'huile essentielle de gaulthérie***

Son effet anti-inflammatoire est exceptionnel. Les principes actifs migrent à travers la barrière cutanée jusqu'aux tissus articulaires endommagés. L'inflammation reflue, la douleur s'atténue… Simple et pratique.

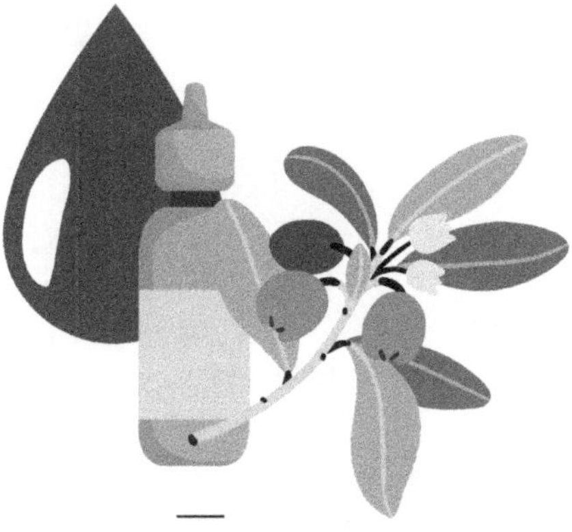

**EN PRATIQUE**

- *Procurez-vous*, en pharmacie ou parapharmacie, un flacon d'huile essentielle de gaulthérie couchée.
- *Versez 3 à 6 gouttes*, pures, sur l'articulation douloureuse (en fonction de la surface à couvrir). Massez délicatement pour faire pénétrer sans provoquer de douleur.
- *Répétez* aussi souvent que nécessaire (6 ou 7 fois par jour), jusqu'à ce que la douleur reflue.

## Le torticolis

Une mauvaise position pendant la nuit, un faux mouvement, un geste un peu trop brusque pour regarder en arrière, et une douleur tenace s'installe dans le cou. Les muscles qui habillent la délicate architecture cervicale se contractent et deviennent douloureux, au point qu'il est parfois impossible de tourner la tête. La douleur peut irradier dans l'épaule, voire dans le dos. Rien de grave dans tout cela, hormis la gêne et la douleur. Pour les dissiper il faut décontracter les muscles crispés et faire confiance aux antalgiques naturels.

### *1. Des compresses chaudes au cassis*

La chaleur constitue le soin n° 1 pour décontracter les muscles. Ajoutez-y l'action antalgique et anti-inflammatoire des feuilles de cassis, et vous obtiendrez un soin parfait pour soulager votre torticolis.

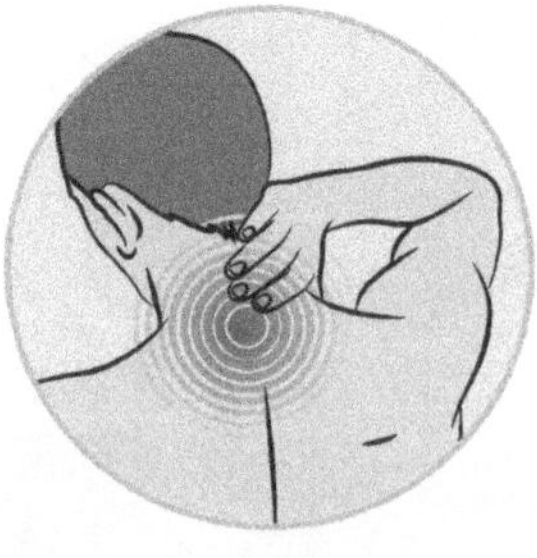

**EN PRATIQUE**

• *Préparez une infusion* concentrée de feuilles de cassis en versant 3 cuillerées à soupe de plante séchée dans un gros bol d'eau bouillante. Laissez infuser 15 minutes.
• *Réchauffez cette infusion* à feu très doux (elle ne doit pas bouillir).
• *Trempez-y un linge* de coton épais (un morceau de serviette de toilette par exemple).
• *Appliquez sur la zone douloureuse* et laissez agir jusqu'à ce que le linge refroidisse.
• *Répétez* aussi souvent que nécessaire.

***2. Une friction au romarin et à la lavande***

Les huiles essentielles extraites de ces deux plantes ont un effet décontracturant et analgésique. Elles sont idéales pour dissoudre les « nœuds » musculaires, et d'un usage très simple.

**EN PRATIQUE**

• *Dans un flacon opaque* ou sombre, mélangez à parts égales de l'huile essentielle de romarin à camphre et de l'huile essentielle de lavande officinale.
• *Versez* sur la zone douloureuse 2 à 3 gouttes de cette préparation.
• *Massez délicatement* pour faire pénétrer sans accentuer la douleur.
• *Répétez* 3 à 4 fois par jour jusqu'à amélioration.

#### *3. Un massage des mains et des pieds*

Des zones réflexes correspondant au cou se trouvent sur les mains et les pieds. En les massant régulièrement, vous enverrez à cette région un message énergétique qui contribuera à la détendre.

**EN PRATIQUE**

- *Les zones du cou* se trouvent sur la main à la base du pouce, et sur le pied à la base du gros orteil.
- *Massez ces zones* plusieurs fois par jour, pour décontracter les muscles de votre cou.

### Le mal au dos

Le dos, et sa délicate architecture d'os, de tendons, de ligaments et de muscles, sont mis à contribution dans d'innombrables mouvements quotidiens. Que nous nous penchions, que nous portions un objet lourd, que nous tournions notre buste…, nous sollicitons notre dos. Rien d'étonnant à ce qu'il soit parfois l'objet de douleurs. Sans parler du stress qui provoque des contractures sur toute la musculature du dos. Quelques gestes naturels permettent de juguler ces problèmes avant qu'ils ne s'installent durablement.

#### *1. Un bain à la bruyère*

Les bains chauds constituent une bonne solution pour soulager les douleurs dorsales, car non seulement celles-ci touchent une zone étendue, mais il est difficile de s'y appliquer soi-même des soins locaux. La chaleur contribue à détendre les muscles tendus et contractés. La bruyère est traditionnellement utilisée pour soulager les douleurs musculaires et articulaires.

**EN PRATIQUE**

- *Faites chauffer* 2 litres d'eau dans une casserole. Dès qu'elle bout, retirez-la du feu et jetez-y une tasse de fleurs de bruyère séchées. Laissez infuser 15 minutes.
- *Pendant ce temps,* faites couler un bain chaud (38 °C environ). Lorsque la bruyère a suffisamment infusé, filtrez la préparation et ajoutez-la à l'eau du bain.
- *Plongez dans votre bain* et restez-y au moins 20 minutes, en rajoutant un peu d'eau chaude lorsqu'il devient trop tiède.
- *En sortant du bain,* enveloppez-vous dans un peignoir et allongez-vous pendant 15 minutes pour laisser les principes actifs de la plante finir de pénétrer à travers votre peau.
- *Vous pouvez prendre ce bain* régulièrement si vous souffrez de douleurs chroniques.

***2. Une séance de hammam à la maison***

Les bains de vapeur soulagent les tensions de toutes sortes, qu'elles soient nerveuses ou physiques. Profitez-en, car les douleurs du dos sont amplifiées par le stress. Si vous avez un hammam à portée de la main, faites-y des séances régulières. Sinon, offrez-vous ce hammam maison auxquelles les huiles essentielles ajoutent une touche d'efficacité supplémentaire.

**EN PRATIQUE**

- *Commencez par installer,* dans votre salle de bains, un tabouret ou une chaise.
- *Dans un diffuseur d'huiles essentielles,* versez 10 gouttes d'essence de romarin à camphre et 10 gouttes de pin de Patagonie. Placez le diffuseur dans la salle de bains, fermez

→

la porte et laissez les essences se diffuser pendant une dizaine de minutes.

- *Puis réglez la température de l'eau* sur la chaleur maximum (dans la baignoire ou la douche) et laissez l'eau couler pendant quelques minutes. Sortez de la salle de bains et fermez la porte pour laisser la vapeur envahir la pièce.
- *Il ne vous reste plus* qu'à vous asseoir pendant au moins 5 minutes dans la pièce imprégnée de vapeur et d'essences. Respirez profondément afin que les principes actifs pénètrent dans votre corps, et laissez la vapeur chaude dissoudre les tensions de votre dos.
- *Recommencez* aussi souvent que nécessaire.

### *3. Une posture de yoga*

La pratique du yoga est conseillée pour atténuer les douleurs posturales. Cet étirement améliore la circulation sanguine dans tout le corps et apaise le système nerveux. Il contribue à dissiper les douleurs dorsales et lombaires, tout en améliorant globalement la souplesse.

**EN PRATIQUE**

- *Mettez-vous debout,* les pieds écartés (un peu plus que la largeur de vos épaules, bien parallèles), les bras tendus sur les côtés. Gardez toujours le buste bien droit pendant l'exercice.
- *Tournez votre pied gauche* vers l'extérieur, puis étirez votre buste de ce côté (sans aller jusqu'à la douleur).
- *Posez ensuite votre main* gauche à terre entre vos pieds (ou sur votre genou si vous ne parvenez pas à descendre aussi bas). Votre bras droit reste tendu et levé vers le ciel.

• *Tournez votre tête vers le haut,* comme si vous vouliez regarder votre main droite.
• *Maintenez la position* en comptant jusqu'à dix, puis revenez à la position initiale et procédez de la même manière de l'autre côté.
• *Répétez* l'exercice 5 fois de chaque côté. Si vos douleurs sont récurrentes, effectuez-le tous les jours, le matin au lever et le soir avant de vous coucher.

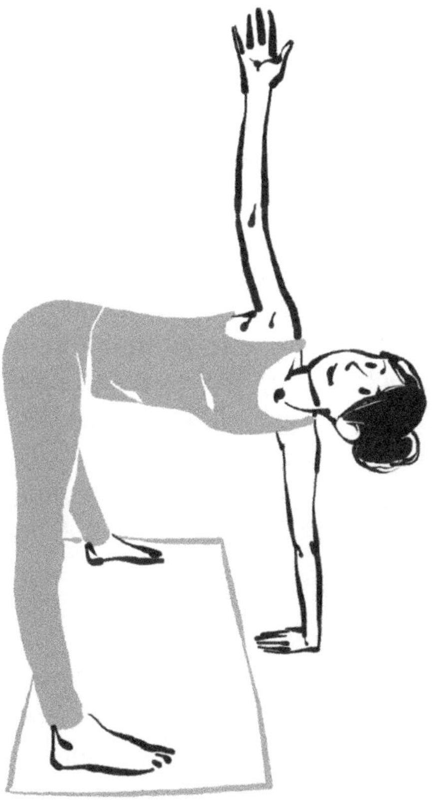

# LES DOULEURS RHUMATISMALES

Notre corps compte plus de 300 articulations. C'est grâce à elles que nous bougeons, puisque ce sont elles qui mettent en jeu tous les éléments nécessaires au mouvement. Ce sont des architectures complexes, délicates et performantes. Rien d'étonnant, donc, à ce qu'elles soient parfois fragiles. S'ajoutent à cela les douleurs rhumatismales, très répandues et parfois invalidantes.

Sous un terme unique, les rhumatismes cachent un double visage. L'arthrose est une maladie dégénérative due à l'usure des tissus articulaires, notamment le cartilage. L'arthrite est une inflammation des tissus. Les deux se rejoignent parfois, quand l'usure articulaire se double d'une inflammation locale. Comment s'y retrouver ? Si votre articulation douloureuse est blanche et froide, il s'agit d'arthrose simple. Si elle est rouge et chaude, il s'agit d'arthrite ou d'arthrose compliquée d'inflammation. La plupart des solutions naturelles répondent aux deux situations. Tous les soins à visée anti-inflammatoire peuvent soulager l'inflammation de l'arthrite et celle de l'arthrose lorsque les tissus inflammatoires sont enflammés (ce qui est très fréquent). Les gestes antidouleur conviennent à tous les rhumatismes. Une seule différence : si votre articulation est enflammée, choisissez les soins froids ; si elle ne l'est pas, c'est la chaleur qui vous soulagera. Compresses, cataplasmes, enveloppements… seront donc préparés chauds ou froids selon les cas.

## Les soins généraux

Certains se prennent par voie orale et agissent « de l'intérieur ». D'autres, notamment les bains, ont une efficacité globale bien qu'ils agissent « de l'extérieur ». Tous conviennent à toutes les articulations douloureuses.

### *1. Des extraits d'harpagophytum*

S'il est une plante indispensable pour les personnes atteintes de rhumatismes, c'est bien celle-là ! Elle stimule le renouvellement du cartilage et renforce sa solidité. Elle possède aussi un effet antidouleur dû principalement à son action anti-inflammatoire.

**EN PRATIQUE**

- *Le plus simple est de choisir* l'harpagophytum conditionné en produits facilement utilisables : poudre de plante (en gélules), extraits liquides (en ampoules), voire teinture-mère (flacon compte-gouttes). Cette dernière forme est la plus indiquée si vous souffrez de problèmes digestifs.
- *La racine d'harpagophytum se prépare* aussi en décoction. Comptez ½ cuillerée à soupe de racine séchée pour un bol d'eau froide. Laissez tremper 4 heures, puis portez à ébullition. Retirez du feu et laissez infuser 10 minutes.
- *Buvez* 2 bols par jour, loin des repas.

### *2. Une tisane de reine-des-prés*

Elle est particulièrement efficace pour soulager les douleurs et calmer les inflammations locales. Elle contient une substance qui a permis de synthétiser l'aspirine (de l'aldéhyde salicylique). La plante semble inhiber la production des prostaglandines messagères de l'inflammation. En prime, la reine-des-prés est légèrement diurétique, ce qui favorise l'élimination rénale des déchets.

**EN PRATIQUE**

• *Les sommités fleuries s'utilisent en infusion,* associées ou non aux feuilles. Buvez deux à trois bols par jour.
• *Comptez ½ cuillerée à soupe* de plante séchée pour un bol d'eau bouillante. Laissez infuser 5 minutes.
• *Vous pouvez aussi* consommer la reine-des-prés sous forme de poudre de plante (en gélules).

***3. Une friction à la gaulthérie et à la menthe poivrée***

Qu'il s'agisse d'une articulation qui couvre une grande surface, comme l'épaule ou le genou, ou d'une beaucoup plus réduite, comme le poignet ou les doigts, cette friction donnera de bons résultats. La gaulthérie est un anti-inflammatoire puissant, et la menthe poivrée a un effet antidouleur rapide.

**EN PRATIQUE**

• *Dans un flacon opaque* ou sombre, mélangez ⅔ d'huile essentielle de gaulthérie couchée et ⅓ d'huile essentielle de menthe poivrée.
• *Versez directement* 2 à 5 gouttes du mélange sur l'articulation douloureuse (en fonction de la surface).
• *Frictionnez* pour bien faire pénétrer l'huile essentielle dans l'articulation.
• *Répétez* trois fois par jour jusqu'à ce que l'articulation dégonfle et que la douleur disparaisse.

### *4. Trois points à masser sur le poignet*

Quelle que soit l'articulation touchée, ces trois points, situés sur des méridiens d'énergie issus de la médecine traditionnelle chinoise, contribueront à calmer votre souffrance si vous les massez. En rééquilibrant ainsi la circulation de l'énergie dans votre organisme, vous limiterez les manifestations inflammatoires et douloureuses.

**EN PRATIQUE**

• *Le premier point* se trouve sur le côté de votre poignet. Longez le côté de votre pouce jusqu'à la base de son articulation, là où se forme un pli. Le point se trouve à deux travers de doigts plus bas.

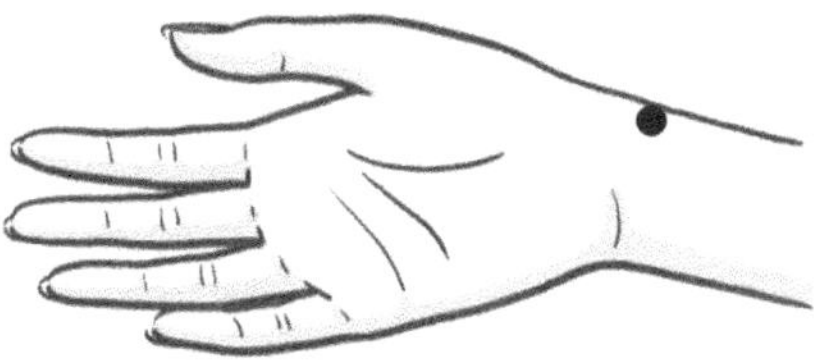

• *Le deuxième point* est également situé sur votre poignet, mais cette fois sur sa face intérieure. Repérez le pli qui se forme à la base de votre paume. Partez du milieu, et comptez deux travers de doigts. Le point se trouve là, entre les os que l'on sent juste sous la peau.

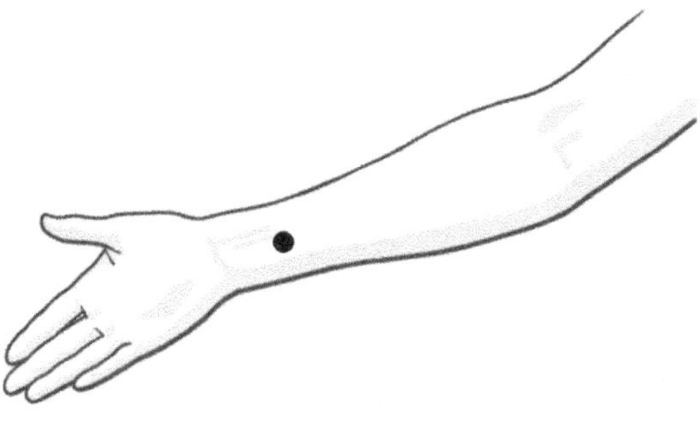

• *Le troisième point* se trouve un peu plus bas, à un travers de doigt supplémentaire (soit trois depuis le pli du poignet).

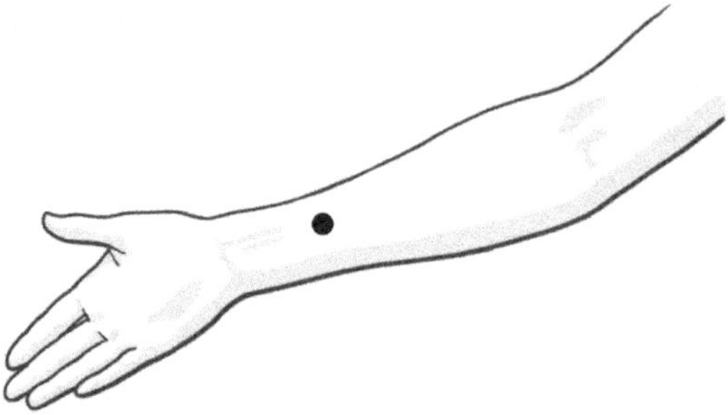

• *Massez ces points* avec le pouce de la main opposée, en tournant d'abord dans un sens, puis dans l'autre (une minute à chaque fois).
• *Procédez de la même manière* des deux côtés, et répétez quatre ou cinq fois par jour.

## Les soins pour les petites articulations

Certains soins sont très efficaces sur les articulations de petite taille, mais sont difficiles à effectuer sur les plus grandes. Profitez-en si les douleurs touchent votre poignet, vos doigts, vos chevilles…

### *1. Un cataplasme de piment*

La capsaïcine, qui confère au piment sa saveur brûlante, agit par voie orale (voir p. 67) mais aussi de manière locale. Elle atténue les messages douloureux. On trouve sur le marché des produits à base de capsaïcine : emplâtres, pommades… Mais vous pouvez aussi préparer vous-même votre cataplasme à la maison.

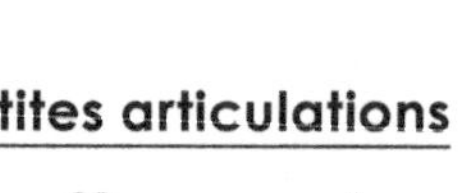

**EN PRATIQUE**

• *Choisissez des piments* pas trop piquants afin que votre peau supporte la chaleur qu'ils vont provoquer.
• *Hachez finement au mixeur* la valeur de 1 à 2 cuillerées à soupe de piments frais (verts ou rouges). Puis mélangez cette pâte avec un peu d'eau tiède (très peu) afin de la rendre plus fluide sans qu'elle soit liquide pour autant.
• *Étalez le tout* sur un carré de gaze puis recouvrez d'un autre carré de gaze afin de former un petit emplâtre.
• *Appliquez sur l'articulation douloureuse* et maintenez en place avec un bandage élastique. Laissez agir pendant une vingtaine de minutes, puis rincez à l'eau tiède.
• *Si le cataplasme* provoque une sensation de brûlure trop désagréable, enlevez-le : cela signifie que le piment est trop fort pour votre peau. Renouvelez l'opération avec un piment moins fort ou en allongeant davantage la pâte de piment haché.

***2. Des compresses au jus d'oignon***

L'oignon renferme des substances anti-inflammatoires et antidouleur qui agissent localement. Un soin facile pour soulager les petites articulations, puisqu'un oignon suffit…

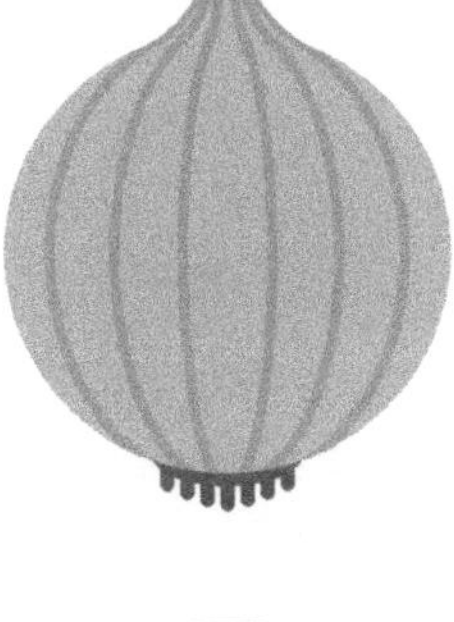

**EN PRATIQUE**

• *Passez un oignon blanc* (voire un demi si l'articulation est très petite) au mixeur.
• *Filtrez la purée* ainsi obtenue à travers un chinois ou un linge très fin, et récupérez le jus.
• *Imprégnez-en* un linge de coton que vous posez sur l'articulation douloureuse. Maintenez en place avec un bandage élastique.
• *Laissez agir* pendant au moins une heure, puis rincez à l'eau chaude ou tiède.

***3. Des compresses au vinaigre***

Le vinaigre cumule les qualités. Il neutralise l'acidité des tissus, il calme la douleur, il draine les toxines… Ces vertus se manifestent par voie orale, mais aussi en applications locales. Vous pouvez utiliser du vinaigre chaud ou froid en fonction de l'état de vos articulations.

**EN PRATIQUE**

• *Dans 15 cl d'eau,* versez 15 cl de vinaigre de cidre.
• *Mettez cette préparation* au frais si vos articulations sont rouges, chaudes et enflées ou faites-la chauffer à petit feu si elles sont blanches et froides.
• *Imbibez-en* généreusement un linge de coton.
• *Appliquez* sur l'articulation. Maintenez en place pendant une vingtaine de minutes.
• *Recommencez* jusqu'à ce que la douleur régresse.

## Les soins pour les grandes articulations

Les épaules, les genoux, les coudes... demandent à traiter une surface plus importante, ce qui n'est pas pratique pour certains soins. En revanche, d'autres gestes externes leur conviennent très bien.

### *1. Une bouillotte ou une poche à glace*

Pas facile de poser une bouillotte ou une poche à glace sur une phalange ou un orteil. Mais c'est beaucoup plus facile pour soulager la douleur d'un coude, d'un genou ou d'une épaule. Choisissez la chaleur ou le froid une fois encore, en fonction de l'apparence de votre articulation douloureuse. Et si vous avez un doute, essayez. Vos sensations vous diront rapidement ce que vos articulations ressentent. Ce geste hyper-simple constitue un complément parfait pour tous les autres soins.

**EN PRATIQUE**

- *Au choix*, remplissez une bouillotte d'eau très chaude ou une poche à glace de glaçons.
- *Enveloppez l'une ou l'autre* dans un linge de coton, puis déposez-la sur l'articulation douloureuse.
- *Laissez en place* jusqu'à ce qu'elle soit revenue à température ambiante.
- *Répétez* aussi souvent que nécessaire.

### *2. Un enveloppement d'argile à l'eucalyptus citronné*

Les enveloppements d'argile agissent à plusieurs niveaux. D'abord, la chaleur ou le froid (selon la manière dont vous le préparez) apaise les tissus articulaires. L'argile élimine leurs déchets et les recharge en minéraux. L'huile essentielle d'eucalyptus citronné ajoute son action anti-inflammatoire et antidouleur. Toutes les articulations peuvent en bénéficier, même les grandes.

**EN PRATIQUE**

- *Dans un bol,* versez 5 à 10 cuillerées à soupe d'argile verte en poudre (voire davantage, en fonction de la surface à couvrir).
- *Ajoutez 3 à 6 gouttes* d'huile essentielle d'eucalyptus citronné.
- *Faites chauffer* de l'eau dans une casserole, ou faites-la refroidir au réfrigérateur, selon que vous préférez un enveloppement froid ou chaud.
- *Versez l'eau* en mince filet dans l'argile, en remuant avec une cuillère en bois.
- *Arrêtez lorsque l'argile* a pris la consistance d'une crème épaisse (ni trop collante, ni trop liquide).
- *Étalez l'enveloppement* en couche épaisse sur l'articulation. Enveloppez le tout dans un bandage élastique.
- *Laissez agir* au moins 30 minutes, puis rincez à l'eau tiède.
- *Répétez* deux ou trois fois par jour.

***3. Un massage des mains et des pieds***

Pour soulager naturellement les douleurs rhumatismales (surtout si elles portent sur les zones étendues qui rendent les soins locaux plus délicats), vous allez stimuler l'activité des glandes qui sécrètent naturellement du cortisol, à la fois anti-inflammatoire et antalgique. Elles se trouvent sur la paume des mains et la plante des pieds.

**EN PRATIQUE**

• *Commencez par les pieds.* Versez 2 ou 3 gouttes d'huile essentielle d'épinette noire dans le creux de vos mains, puis frottez-les légèrement pour répartir l'essence.
• *Massez* globalement vos plantes de pieds (l'une après l'autre), puis insistez sur deux zones : celle qui se trouve au centre de la voûte plantaire (elle correspond aux glandes surrénales) et celle qui se situe en dessous de votre gros orteil (c'est la zone réflexe des glandes parathyroïdes).
• *Ensuite,* procédez de la même manière avec vos mains, en insistant sur le haut du mont de Vénus et sur la base du pouce.
• *Effectuez ce massage* aussi souvent que nécessaire.

## LES DOULEURS CIRCULATOIRES

Dans notre corps, le sang circule en permanence, propulsé dans un réseau de fins canaux qui le conduisent jusqu'à nos cellules pour leur « livrer » l'oxygène et les nutriments indispensables. Ensuite, le sang se charge des déchets métaboliques et revient jusqu'aux poumons, puis au cœur. C'est un circuit incessant qui, comme tous nos systèmes biologiques, a parfois des « ratés ». Certains troubles sont sérieux et doivent être traités en milieu médical. D'autres sont courants, souvent chroniques, et douloureux. Ce sont des troubles liés à la circulation veineuse qui ramène le sang « sale » vers le cœur. Parmi eux, les hémorroïdes et les jambes lourdes bénéficient de soins naturels.

## Les hémorroïdes

Ce sont des varices qui siègent sur les veines qui entourent l'anus. Elles peuvent être très douloureuses. Elles sont parfois externes (on les voit à l'œil nu), parfois internes (à l'intérieur du canal anal). Dans tous les cas, les hémorroïdes provoquent une sensation de lourdeur dans la région, des démangeaisons locales, et surtout une inflammation qui peut se révéler très douloureuse. Quelques soins locaux permettent d'atténuer la souffrance et d'accélérer la guérison.

### *1. Une friction à l'huile essentielle de lentisque*

Le lentisque pistachier donne une huile essentielle qui décongestionne le réseau veineux et relance la circulation sanguine perturbée par la varice anale. Elle est aussi antispasmodique, ce qui atténue la douleur.

**EN PRATIQUE**

- *Le matin,* préparez votre huile de massage pour la journée.
- *Dans 1 cuillerée à soupe* d'huile végétale (de préférence de l'huile de millepertuis), versez 10 gouttes d'huile essentielle de lentisque pistachier. Mélangez bien et versez dans un petit flacon opaque ou sombre.
- *Après la toilette,* le bain ou la douche, et après chaque séjour aux toilettes (après les selles), trempez votre doigt dans la préparation et enduisez délicatement l'hémorroïde.
- *Répétez* pendant plusieurs jours, jusqu'à ce que la crise passe.

***2. Une cure de ginkgo biloba***

Le ginkgo est une plante souvent prescrite pour soulager les crises hémorroïdaires. Il renforce la tonicité des parois veineuses et régule la circulation sanguine de retour. Une amie intime de ceux qui souffrent souvent de crise hémorroïdaire.

**EN PRATIQUE**

- *Le ginkgo* ne se consomme pas en tisane. Mais vous trouverez en pharmacie des extraits de plante (en ampoules, en gélules ou en comprimés), très efficaces.
- *Pendant la crise,* choisissez un produit assez concentré (demandez conseil à votre pharmacien). Suivez les indications figurant sur l'emballage, car chaque produit est dosé différemment. Poursuivez le traitement jusqu'à ce que la douleur cesse.
- *Si vous avez souvent des hémorroïdes,* vous pouvez prendre un extrait moins concentré, en cure de trois semaines une fois par trimestre.

## Les jambes lourdes

Sur les 15 millions de personnes souffrant de jambes lourdes dans notre pays, plus de 70 % sont des femmes. Ce trouble se manifeste par une sensation de lourdeur dans les jambes pouvant aller jusqu'à la douleur, associée à un œdème plus ou moins important. À l'origine des jambes lourdes, on trouve toujours un problème de circulation veineuse. Il faut dire qu'après avoir fait son tour, le sang doit remonter dans le réseau veineux en luttant contre la gravité. Et parfois, cette tâche est difficile. Pour soulager la pesanteur et la douleur, il faut donc l'aider à circuler.

### *1. Des compresses à l'écorce de marronnier*

Le marron d'Inde est utilisé depuis des siècles pour améliorer la circulation veineuse. Les extraits liquides de marron d'Inde sont efficaces par voie interne. Ce sont des produits distribués en pharmacie (en ampoules ou flacon), qui se prennent en cure d'au moins trois semaines. Vous pouvez aussi préparer une décoction d'écorce de marronnier d'Inde pour imbiber des compresses.

**EN PRATIQUE**

- *Comptez 2 cuillerées à soupe* d'écorce séchée pour un demi-litre d'eau froide.
- *Portez à ébullition,* puis faites bouillir 10 minutes avant de filtrer.
- *Utilisez* cette décoction pour imbiber des compresses que vous poserez sur vos jambes le soir.
- *Pour un effet « longue durée »,* procédez par cure d'au moins dix jours.

### *2. Une tisane de mélilot*

Le mélilot fait, lui aussi, partie de notre pharmacopée traditionnelle anti-jambes lourdes. Les recherches ont confirmé son effet à la fois veinotonique, lymphotonique et anti-inflammatoire. Un trio de choc pour soulager les jambes lourdes.

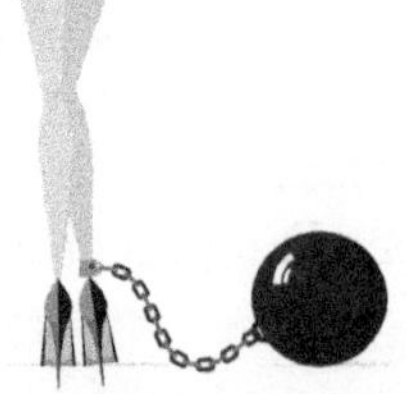

**EN PRATIQUE**

- *Le matin,* préparez votre infusion pour la journée en versant 1 cuillerée à soupe de plante séchée (en pharmacie ou herboristerie) dans un litre d'eau bouillante. Laissez infuser 15 minutes avant de filtrer.
- *Buvez cette tisane* par petites quantités, tout au long de la journée. Procédez par cures de trois semaines, séparées par deux semaines d'interruption.
- *Vous pouvez,* cette fois encore, utiliser cette infusion pour imbiber des compresses que vous poserez sur vos jambes le soir.

### 3. *Un massage aux huiles essentielles*

Ce soin associe l'huile essentielle de cyprès, qui stimule la circulation sanguine de retour et celle de genévrier qui renforce les parois veineuses. S'y ajoute l'huile essentielle de menthe poivrée qui donne une sensation immédiate de fraîcheur très soulageante.

**EN PRATIQUE**

- *Dans un flacon sombre* ou opaque, versez 10 cl d'huile végétale d'arnica. Ajoutez 20 gouttes d'huile essentielle de cyprès de Provence, 20 gouttes d'huile essentielle de menthe poivrée et 20 gouttes d'huile essentielle de genévrier commun.
- *Matin et soir,* massez vos jambes avec cette huile, avec des gestes allant toujours du bas vers le haut.
- *Insistez* autour des chevilles si elles sont enflées, puis sur les mollets, les genoux et éventuellement des cuisses.
- *Procédez ainsi* pendant trois semaines. Recommencez après un mois d'interruption si les symptômes reviennent.

# LES DOULEURS FÉMININES

La vie féminine est jalonnée de cycles dictés par leurs sécrétions hormonales. Et tout cela ne va pas sans poser des problèmes, chez certaines femmes plus souvent que chez d'autres. C'est injuste, mais c'est comme ça ! Les douleurs de règles, notamment, sont très intenses chez certaines, quand d'autres voient leurs seins gonfler et devenir douloureux au cours du cycle. Les soins naturels sont alors d'une grande aide.

## Les douleurs de règles

Certaines femmes ressentent des douleurs violentes dans le bas-ventre pendant les premiers jours de l'écoulement sanguin. La douleur irradie parfois dans le bas du dos et évolue en spasmes. Celles qui en souffrent sont atteintes de « dysménorrhée » (c'est le nom officiel des règles douloureuses). La douleur s'accompagne parfois d'une sensation de malaise, de nausées, de maux de tête… Des solutions naturelles existent.

### *1. Une bonne vieille bouillotte*

C'est un vieux remède, qui donne d'excellents résultats malgré sa simplicité. La chaleur soulage les crampes et les spasmes. Pourquoi s'en priver ?

**EN PRATIQUE**

- *Remplissez une bouillotte* avec de l'eau très chaude. Si elle ne dispose pas d'une enveloppe, entourez-la d'une serviette.
- *Allongez-vous au calme* et posez-la sur votre ventre. Laissez agir jusqu'à ce qu'elle tiédisse.
- *Recommencez* aussi souvent que nécessaire.
- *La chaleur* permet aussi d'augmenter l'efficacité des autres soins antalgiques

***2. Une friction à l'estragon***

Cette plante aromatique est très utilisée en cuisine. C'est oublier un peu vite qu'il s'agit d'une vraie médicinale aux multiples vertus. L'huile essentielle qu'on en extrait est fortement antispasmodique, mais aussi anti-inflammatoire et antalgique. Un trio gagnant !

**EN PRATIQUE**

- *Versez sur votre bas-ventre* 3 gouttes d'huile essentielle d'estragon pure (elle n'est pas irritante).
- *Massez pour faire pénétrer,* et laissez agir de préférence au calme et au repos.
- *Répétez* toutes les heures jusqu'à ce que la douleur reflue.

***3. Une tisane de grande camomille***

L'aspirine est fortement déconseillée pour soulager les douleurs de règles, car elle augmente les saignements. Il en est de même pour les plantes antalgiques qui renferment des composés salicyliques, notamment la reine-des-prés et l'écorce de saule. Heureusement, la grande camomille est là pour les remplacer. Ses vertus antalgiques ne sont plus à prouver...

**EN PRATIQUE**

- *Procurez-vous,* en pharmacie ou herboristerie, de la grande camomille séchée (camomille romaine).
- *Préparez une infusion* avec ½ cuillerée à soupe de plante pour un bol d'eau bouillante. Laissez infuser 5 minutes avant de filtrer.
- *Buvez* par petites gorgées.

→

• *Recommencez* deux heures plus tard si la douleur est toujours présente. Vous pouvez prendre jusqu'à quatre bols par jour.

## Les douleurs des seins

À l'approche des règles, certaines femmes voient leurs seins gonfler et devenir durs et douloureux. Les variations hormonales caractéristiques de cette période du cycle sont impliquées dans cette manifestation, même si les rouages n'en sont pas clairement élucidés. On sait cependant qu'au cours de la seconde moitié du cycle, la production d'œstrogènes chute et celle de progestérone grimpe, avant de chuter à son tour lorsque l'ovule n'a pas été fécondé. Ces fluctuations peuvent expliquer les douleurs des seins. Dans tous les cas, quelques soins naturels aident à les atténuer.

### *1. Des gélules de gattilier*

Cette plante cumule plusieurs vertus : elle agit sur l'organisme de la même manière que la progestérone, ce qui permet de compenser la chute brutale de cette hormone avant les règles. Elle équilibre globalement les productions hormonales. En plus, le gattilier inhibe la production de prolactine qui contribue au gonflement des seins.

**EN PRATIQUE**

• *On consomme les fruits* du gattilier séchés, en poudre (gélules). Vous les trouverez en pharmacie ou en parapharmacie.
• *Conformez-vous* aux indications figurant sur l'emballage car chaque produit est dosé différemment.
• *Répétez votre cure* chaque mois pendant une dizaine de jours, en commençant une semaine avant la date présumée des règles.

***2. Des compresses glacées***

Les applications de froid sont très efficaces pour soulager l'œdème qui fait gonfler les seins et calmer la douleur. Un soin simple, dont il serait dommage de se priver.

**EN PRATIQUE**

- *Mouillez des linges de coton* (des morceaux de serviette de toilette par exemple).
- *Mettez-les au congélateur* pendant une dizaine de minutes.
- *Puis appliquez-les sur les seins*. Gardez-les jusqu'à ce qu'ils soient revenus à température ambiante.
- *Répétez* aussi souvent que nécessaire.

***3. Des cataplasmes de chou***

Le chou renferme des substances anti-inflammatoires qui agissent aussi en application locale. Cela permet de calmer à la fois l'œdème et la douleur.

**EN PRATIQUE**

- *Étalez quelques grosses feuilles* de chou sur le plan de travail de votre cuisine puis écrasez-les avec un rouleau à pâtisserie afin de briser les nervures des feuilles et d'en laisser sortir le suc.
- *Déposez ces feuilles* écrasées sur vos seins douloureux et maintenez-les en place avec une bande élastique
- *Conservez* pendant deux heures.
- *Répétez* deux ou trois fois par jour.

# LES DOULEURS DIGESTIVES

## L'aérophagie

C'est une accumulation d'air dans l'estomac. On se sent gonflé, la paroi stomacale est tendue, la partie supérieure de l'abdomen est dure au toucher. Cet air peut être avalé pendant que l'on mange : on mâche des chewing-gums, on avale de la soupe trop chaude en aspirant ou on abuse des boissons gazeuses. L'aérophagie touche également les personnes qui mangent trop vite, ce qui les conduit à avaler beaucoup d'air à chaque bouchée. Le stress semble aussi jouer un rôle. Quelques soins naturels aident à évacuer cet air qui provoque les douleurs.

### *1. Une tisane aux trois épices*

Le cumin, le carvi et les graines de fenouil sont à la fois carminatifs (ils aident à évacuer l'air emprisonné dans l'estomac) et digestifs. Une double action souveraine pour soulager l'aérophagie.

**EN PRATIQUE**

- *Préparez un mélange,* à parts égales, de graines de fenouil, graines de carvi et graines de cumin.
- *Versez 1 cuillerée à soupe* du mélange dans un bol d'eau bouillante et laissez infuser 5 minutes. Puis filtrez.
- *Buvez un bol* au moment des troubles, et recommencez une heure après si l'effet n'a pas été suffisant.
- *Si vous êtes régulièrement sujet* à l'aérophagie, faites une cure en buvant un bol après les deux principaux repas pendant au moins dix jours.

### *2. Du charbon végétal*

C'est du charbon fabriqué avec des bois légers, de manière à ce qu'il soit rempli de petites alvéoles. C'est d'elles que le charbon végétal tire son pouvoir absorbant exceptionnel. Lorsque vous l'avalez, il attire à lui et piège à la fois les gaz et les toxines présents dans l'estomac. Comme il n'est ni digéré ni métabolisé, le charbon, chargé de ce qu'il a absorbé au cours de son parcours dans le tube digestif, est évacué dans les selles.

**EN PRATIQUE**

- *Vous pouvez l'utiliser ponctuellement,* au moment des malaises. Prenez alors une dose de charbon avec un verre d'eau (pour la posologie précise, suivez les conseils du fabricant).
- *Répétez* deux heures plus tard si l'effet n'est pas suffisant.
- *Si vous êtes souvent sujet à des crises,* faites une cure en prenant une dose en milieu de matinée et une autre en milieu d'après-midi, pendant dix jours.
- *Le charbon végétal* est également efficace pour chasser les gaz intestinaux (voir plus loin, p. 216).

### *3. Du vinaigre au gingembre*

Le vinaigre de cidre, moins acide que celui de vin, a un effet globalement digestif. Il est alcalinisant, ce qui aide à atténuer l'excès d'acidité dans l'estomac qui favorise la production de gaz. Le gingembre, de son côté, facilite la neutralisation et l'expulsion des gaz.

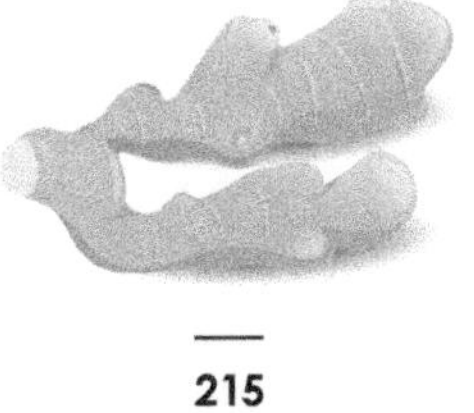

**EN PRATIQUE**

- *Dans une bouteille de 25 cl,* glissez d'abord 50 grammes de rhizome de gingembre, épluché et coupé en tronçons. Remplissez avec du vinaigre de cidre bio, bouchez hermétiquement et laissez reposer pendant une dizaine de jours, à l'abri de la lumière et de la chaleur.
- *Si vous êtes sujet à l'aérophagie,* utilisez quotidiennement ce vinaigre dans votre alimentation, en assaisonnement des salades notamment. Comptez 1 cuillerée à soupe par jour.
- *En cas de crise,* diluez 1 cuillerée à soupe de ce vinaigre dans un verre d'eau à température ambiante et buvez immédiatement. Répétez une heure plus tard si l'effet n'est pas suffisant.
- *Procédez de la même manière* avant le repas lorsque vous vous préparez à manger des aliments qui favorisent la production de gaz (choux, légumineuses...).

## Les ballonnements

Cette fois, c'est dans l'intestin que les gaz se sont accumulés. Ces ballonnements sont provoqués par une difficulté à décomposer correctement les aliments avant leur arrivée dans l'intestin. Pour neutraliser et/ou évacuer ces gaz indésirables, il va donc falloir agir sur la digestion tout entière. Le stress est un facteur aggravant. Une alimentation trop riche en fibres peut aussi provoquer des ballonnements chez les personnes ayant un intestin fragile. Au moment des crises douloureuses, fiez-vous à ces quelques gestes naturels.

### *1. Un massage du ventre*

Le simple geste du massage permet à l'intestin d'évacuer l'excès de gaz qu'il contient. Les huiles essentielles ajoutent leur effet digestif et antidouleur.

**EN PRATIQUE**

• *Préparez une huile de massage* en versant, dans 2 cuillerées à soupe d'huile végétale, 2 gouttes d'huile essentielle d'estragon et 2 gouttes d'huile essentielle de basilic exotique. Mélangez bien.
• *Utilisez ensuite* cette préparation pour masser votre ventre, en tournant autour du nombril dans le sens des aiguilles d'une montre.
• *Massez lentement* pendant une dizaine de minutes, en appuyant modérément pour ne pas augmenter la sensation désagréable.
• *Recommencez* deux heures plus tard si l'effet n'est pas suffisant.

***2. Du lait d'argile***

L'argile possède un fort pouvoir absorbant. Elle « saisit » au passage l'excès d'air, ainsi que les toxines accumulées dans le tube digestif. Puis, comme elle n'est pas digérée, elle les conduit jusqu'à la sortie.

**EN PRATIQUE**

• *Versez 1 cuillerée à soupe* d'argile blanche en poudre dans un verre d'eau à température ambiante. Laissez reposer 10 minutes.
• *Remuez et buvez le tout.*
• *Si vous êtes sujet à la constipation,* ne remuez pas et absorbez seulement l'eau qui surnage à la surface.

***3. De l'huile essentielle d'estragon***

Cette huile essentielle favorise la digestion et s'oppose à la fermentation intestinale de certains aliments qui produisent beaucoup de gaz.

**EN PRATIQUE**

- *Au moment des crises,* versez 1 goutte d'huile essentielle d'estragon dans 1 cuillerée à café de miel et avalez.
- *Si vous êtes sujet aux ballonnements,* faites une cure en prenant 1 goutte d'huile essentielle d'estragon dans 1 cuillerée à café de miel deux fois par jour, pendant 5 jours, à distance des repas.

## Les brûlures d'estomac

C'est une désagréable sensation d'acidité dans le tube digestif, qui peut parfois tourner à la brûlure. Elle peut être due à des remontées du contenu de l'estomac dans l'œsophage (reflux gastro-œsophagien), mais aussi à un excès d'acidité du bol alimentaire ou à une sensibilité particulière de la paroi stomacale. Si vous en souffrez souvent, commencez par adopter une alimentation plus saine (l'excès de sucre et de gras favorise ce symptôme) et vous offrir des plages de calme (le stress est un facteur aggravant). Au moment des crises, ajoutez ces quelques gestes naturels.

***1. Du bicarbonate***

C'est tout simple, mais très efficace. Le bicarbonate est un antiacide majeur. Il suffit de l'absorber pour qu'il neutralise l'acidité ambiante.

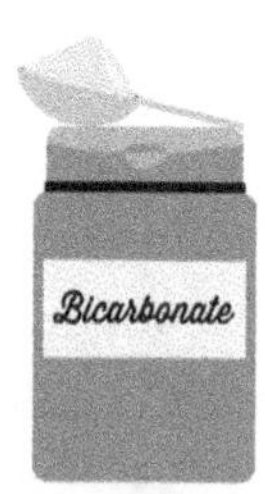

**EN PRATIQUE**

- *Versez ½ cuillerée à soupe* de bicarbonate dans un verre d'eau à température ambiante.
- *Mélangez et buvez* à petites gorgées au moment où vous ressentez de l'acidité ou des brûlures.
- *Vous pouvez aussi* utiliser le bicarbonate en cure, à raison d'un verre une fois par jour pendant deux semaines.

***2. Une infusion de citron***

Les acides organiques contenus dans le citron deviennent alcalinisants une fois dans l'estomac. Ils atténuent ainsi la sensation d'acidité et de brûlure.

**EN PRATIQUE**

- *Coupez un demi-citron bio* en rondelles fines. Versez-les dans un récipient et ajoutez 20 cl d'eau bouillante. Laissez tiédir à température ambiante.
- *Filtrez et buvez* au moment des troubles.
- *Vous pouvez aussi* faire une cure d'infusion de citron en buvant une tasse le matin, à jeun, avant le petit-déjeuner, pendant deux semaines.

***3. Une tisane de verveine citronnée***

Cette plante, à la délicieuse saveur citronnée, est digestive, carminative (elle chasse les gaz et les ballonnements) et antiacide. En plus, elle est apaisante, ce qui se révèle bien utile lorsque les brûlures gastriques sont liées au stress.

**EN PRATIQUE**

- *Comptez ½ cuillerée à soupe* de plante séchée pour un bol d'eau bouillante, et laissez infuser 5 minutes avant de filtrer.
- *Buvez un bol* à la fin des deux principaux repas, ou ponctuellement au moment des crises.

## Les coliques

Ces douleurs spasmodiques de l'intestin sont souvent associées à la diarrhée. Elles constituent l'une des manifestations de l'indigestion, mais aussi de la gastro-entérite infectieuse. Même s'il ne faut pas bloquer n'importe comment l'évacuation des selles, il n'est pas nécessaire d'avoir mal au ventre pour autant. Et ces soins naturels permettent d'y mettre fin.

### *1. Du thé noir*

Le café est contre-indiqué lorsque l'on souffre de diarrhée, mais le thé noir est bienvenu grâce à ses vertus astringentes. En plus, cette boisson contribue à faire cesser les spasmes qui rendent le ventre douloureux.

**EN PRATIQUE**

- *Préparez du thé noir* concentré en versant 1 cuillerée à soupe de plante séchée dans un bol d'eau bouillante. Laissez infuser 10 minutes avant de filtrer.
- *Buvez trois bols par jour,* à distance des repas, jusqu'à ce que les coliques se calment.
- *N'ayez pas peur* d'être énervé par le thé : plus le temps d'infusion est long, plus la plante dégage de tanins astringents qui viennent neutraliser l'effet excitant de la théine.

***2. Une goutte de marjolaine***

Cette huile essentielle fait merveille lorsque la douleur est une réaction physiologique à un état de tension intense et que la peur (ou une autre émotion) fait mal au ventre. Elle est aussi directement digestive, ce qui ne gâte rien.

**EN PRATIQUE**

• *Posez 1 goutte* (une seule) d'huile essentielle de marjolaine des jardins sur le bout de votre langue.
• *Si la saveur vous semble trop forte*, dissolvez-la dans ½ cuillerée à café de miel liquide, et gardez-la en bouche pendant au moins 10 secondes avant de l'avaler.
• *Répétez* au bout de quatre heures si l'effet n'est pas suffisant.

***3. Un massage des mains***

Nous avons, dans la paume de la main, une zone correspondant à l'intestin. Cet organe est long, sa projection réflexe l'est tout autant. Il faut donc masser tout le long de son parcours pour obtenir un effet. Mais celui-ci est souvent rapide.

**EN PRATIQUE**

• *Commencez* par frotter vos mains l'une contre l'autre pour les réchauffer.
• *Puis, avec le pouce de votre main droite*, massez la paume de votre main gauche en partant de l'articulation à la base du pouce, en allant vers le centre, puis en faisant le tour du Mont de Vénus pour revenir sur le côté du poignet.

• *Insistez pendant deux ou trois minutes,* puis faites la même chose sur l'autre main.
• *Répétez* aussi souvent que nécessaire.

## La gastrite

C'est une inflammation de la paroi stomacale, qui provoque des sensations désagréables pouvant aller jusqu'à la franche douleur. Pour la faire cesser, il faut parvenir à apaiser cet état inflammatoire souvent latent. Si la douleur est permanente et qu'elle devient de plus en plus intense, il vaut mieux consulter. Si elle reste ponctuelle, ces quelques gestes peuvent l'atténuer.

### *1. Une plante à mâcher*

La réglisse est anti-inflammatoire, antispasmodique et antiulcéreuse. Un trio gagnant pour ceux qui souffrent de gastrite. En plus, elle améliore la digestion. Mais attention : n'en consommez pas si vous souffrez d'hypertension car elle a tendance à faire grimper la pression artérielle.

**EN PRATIQUE**

• *Procurez-vous un bâton de réglisse* (dans une pharmacie, parapharmacie ou boutique de produits diététiques).
• *Lorsque vous sentez* le malaise arriver, mâchonnez le bâton afin d'en extraire le suc.
• *Vous pouvez aussi* utiliser de la poudre de réglisse, comme on en trouve dans les rayons pâtisserie des supermarchés, à condition qu'elle ne soit pas sucrée. Il suffit de la dissoudre dans un verre d'eau.

***2. Une tisane au curcuma***

Les vertus anti-inflammatoires de cette épice sont telles que l'on peut la consommer en tisane dans les moments de crise douloureuse (voir p. 67). En plus, bien sûr, de celle que vous mettez dans vos plats !

**EN PRATIQUE**

• *Versez 1 cuillerée à café* rase de poudre de curcuma dans le fond d'un bol, et ajoutez une pincée de poivre noir moulu.
• *Versez de l'eau bouillante,* et laissez infuser 10 minutes. C'est le temps nécessaire pour que l'épice diffuse ses composants actifs dans la tisane, et pour que la poudre se dépose au fond du bol.
• *Impossible de filtrer* cette poudre fine. Alors buvez l'infusion telle quelle, sans remuer afin de ne pas avaler le dépôt qui s'est formé au fond du bol.
• *Buvez deux bols par jour,* après les principaux repas, pendant deux semaines.

# INDEX

## C



## D

## M



## N



## O



## P



## Q



## R

# TABLE DES MATIÈRES

Achevé d'imprimer en avril 2019
sur les presses de la Nouvelle Imprimerie Laballery
58500 Clamecy
Dépôt légal : janvier 2019
N° d'impression : 904051

*Imprimé en France*

La **N**ouvelle **I**mprimerie **L**aballery est titulaire de la marque Imprim'Vert®